I0039753

www.ingramcontent.com/pod-product-compliance
Lightning Source LLC
Chambersburg PA
CBHW020244290326
41930CB00038B/235
9781734663808

من أجلها

الكتاب: **من أجلها**

المؤلف: **د. مريم الرميلي**

للتواصل مع المؤلف:

تويتر: @mariamelremeli

إيميل: minajleha@outlook.com

الرجاء الانتباه إلى أن المعلومات الواردة في هذا الكتاب هي فقط لغرض التثقيف ونشر المعلومات وزيادة الوعي، ولا تهدف أبدًا لأن تكون بديلا عن الاستشارة الطبية المهنية.

Disclaimer:

This book is designed for educational purposes only. You should not rely on this information as a substitute for, nor does it replace, professional medical advice, diagnosis, or treatment.

ISBN: 978-1-7346638-0-8

د. مريم الرميلي

من أجلها

تلك الروح البريئة التي بين يديك!

مقدمــة

لا تكاد تُذكر كلمة أم، إلا ويتبادر إلى الذهن فيض هائل من المعاني الإنسانية النبيلة يتقدمها العطاء اللامحدود والتضحية، ونكران الذات، إلا أنه تبقى هناك دائمًا مساحة لجعل هذا العطاء أجمل وأكثر فاعلية.

لم أكتب هذا الكتاب لأسجل لي اسمًا في دور النشر، ويقيني أنه إن لم يكن فيما تنشره فائدة للآخرين لم يتطرق إليها أحد غيرك، فلا داعي لأن تنشر، لكنني وجدت حاجة ماسة للكتابة في هذا الجانب الإنساني الطبي والتربوي من حياة الطفل، ترقى لأن تكون واجبًا أخلاقيًا لا يمكن تجاهله في هذا الوقت، فلبّيتُ!

يأتي هذا الكتاب نتاج خبرات طويلة في طب الأطفال، ولكنه ليس كتابًا طبيًا في الواقع، وليس الغرض منه شرح كل أمراض الطفولة، إلا أنه يحتوي على جوهر الطب وروحه وهو تقديم العون والمساعدة للطفل المريض في أفضل صورة.

إن الغاية الأسمى من هذا الكتاب هي مرافقة الأم في رحلة الأمومة ومساعدتها بصدق في رعايتها لطفلها على أكمل وجه، وذلك بتزويدها بخلاصة المعرفة والتجارب والدروس المستفادة من أخطاء الآخرين.

وحتى تصل الفائدة لمن فكرت في هذا الكتاب من أجلهم، كان ضروريًا أن أكتبه بلسان عربي مبين، ولا أخفي سعادتي بذلك فقد كتبت باللغة التي أعشقها، لغتي الأم أو هي أم اللغات، وآليت على نفسي ألا أكتب كلمة واحدة فيه بأي لغة أخرى.

في الكثير من المواضع في هذا الكتاب استخدمت كلمة الأهل بديلًا عن كلمة الأم حتى لا أنسى فضل كل مَن يرعى طفلًا ، سيدًا كان أم سيدة، ورغم تمنياتي أن يكون كل الأهل في عطف الأم وحنوّها، إلا أن الأم تبقى واحدة!

مريم الرميلي

الفصل الأول

الأمومة...كفاءة وحنان
ما يجب أن تعرفه كل أم قبل قدوم طفلها

لا تقتصـر مسـؤولية الأم على الجهـد والالتـزام البدنـي طويـل الأمـد، ولكنهـا التـزام روحـي وإنسـاني مـدى الحيـاة، تجـاه نفـس بشـرية سـوف يكـون لهـا شـرف رعايتهـا. ربمـا يرضيـك أن أخبـرك أن الأمومـة الحقـة سـهل تحقيقهـا، لكونهـا شـيء غريـزي وجـزء أصيـل مـن الفطـرة الإنسـانية السـليمة، إلا أن مـا قـد يجعلهـا فـي غايـة الصعوبـة هـو تلـك المؤثـرات الخارجيـة التـي تنافـي الفطـرة، والتـي هـي فـي ازديـاد فـي واقـع الأمـر!

حليب الأم... شراب الحياة

قد يتعجب البعض من أننا قد وصلنا إلى مرحلة اضطررنا فيها إلى الوقوف هنا لندافع عن الرضاعة الطبيعية، ونحث الأم على إرضاع طفلها، إذ أن الفطرة السليمة كفيلة وحدها بأن تهدي الإنسان إلى ذلك بكل يسر وسهولة، لكن هذا هو الواقع، نحن بالفعل نحتاج هنا إلى نفض الغبار عن الذهب!

الرضاعة الطبيعية هي حق من حقوق الطفل على الأم، وطبيعة جسم الأم لم تستشرها إن كانت تريد الرضاعة أم لا، حين بدأ جسمها في تكوين ذلك الحليب منذ بداية الحمل، وعلى مدى تسعة أشهر كاملة، هي مدة الحمل المعتادة، حيث تُستنفر كل هرمونات الأم عاجلها وآجلها، بعيدها وقريبها للعمل على تحضير الغذاء الأمثل لذلك الطفل الوليد القادم، تلك النفس الإنسانية التي ينبغي الإحسان إليها. لن يُجدي نفعًا أي نوع آخر من الإحسان فيما بعد، إذا حرمنا هذه النفس الآن من شراب الحياة البشري الذي جُهِّز لها دون إرادة منا ولا حول ولا قوة.

لا شك أن ذلك الشراب ضروري لتغذية الطفل، وهو ضروري كذلك لحفظ النوع وجودته، فهو يحمل كمًّا هائلًا من المواد الحيوية، التي يمكن تسميتها بحق بالأسلحة البيولوجية. نعم، فحليب الأم هو سلاح بيولوجي بامتياز، جاهز للدفاع عن الطفل في وجه المخاطر

المتمثلة في الأوبئة والأمراض المختلفة، وتتحقق الفائدة منه فقط عند استعماله للطفل، وقد يؤدي عدم استعماله وتخزينه حيث أُنتج في صدر الأم إلى مآلات خطيرة على صحتها فيما بعد.

إلى تلك الأم التي تسمو روحها فوق حدود الفائدة والاستفادة، أقول: ردي الأمانة إلى أهلها!، نعم ذلك الحليب الذي تتحكمين فيه هو في حقيقة الأمر أمانة لديك، وطفلك هو أهلها.

إلى تلك الأم التي قامت بضخ الحليب من صدرها بالآلة، حتى تتأكد ما إذا كان لديها الحليب الكافي أم لا، أقول: الحكمة، الحكمة، فأنت كمن ذهب يستكشف الذهب الخفي في منجم غني، ولكنه استخدم أجهزة كشف خاطئة، فرجع وقد حرم نفسه خيرًا كثيرًا، كان بالفعل موجودًا بين يديه.

ما يدعو للحزن فعلًا هو ما لمسته من أن كل أم تقريبًا ممن حُرِم أطفالهن من الرضاعة الطبيعية كانت لديها الرغبة الصادقة لإرضاع طفلها، ولكنها لم توفق إلى ذلك لأسباب كثيرة، من أهمها عدم الثقة في قدرتها على توفير ما يكفي من الحليب لتغذية طفلها، ثم هي تلك النصائح والتوصيات والإعلانات التي انهالت عليها من كل حدب وصوب، فجرفتها بعيدًا جدًا عن الطريق السوي.

لو أردت أن أكتب عن الرضاعة الطبيعية وفوائدها فلن تسعني مجلدات كثيرة لفعل ذلك، ولكنني، وللفائدة، أختصر هنا. وقد رأيت أنه من الأفضل التركيز على إيصال تلك الحقائق العلمية الهامة

والحيوية للأم، بلمسة إنسانية، تلك الحقائق التي تمد الأم بقوة المعرفة التي تمكنها من الدفاع عن حق طفلها في الحصول على الغذاء الأمثل. وهي في الواقع رد علمي مباشر على أكثر الأسباب التي تبديها الأمهات لعدم استمرارهن في الرضاعة الطبيعية. كما أنني كنت قد عاهدت نفسي ألا أنزلق إلى خطأ المقارنة بين حليب الأم وأي شيء آخر، حيث أنه لا يوجد وجه للمقارنة على الإطلاق في نظري، بالإضافة إلى أنني لا أريد أن أذكر في كتاباتي أي اسم غير حليب الأم، واكتفي أن أشير إلى ذلك الشيء الآخر باسم التركيبات الصناعية البديلة. نعم، هي فعلاً تركيبات، وهي مصنعة في مختبر، هكذا يسميها بأمانة من اخترعوها أوّل مرة، وإن حاول البعض الآن اختيار أسماء أخرى أكثر جاذبية لها.

إليك هنا هذه الحقائق الهامة عن الرضاعة الطبيعية، التي يجب أن تعرفها كل أم، والتي سوف تجدين تفاصيلها في صورة سؤال وجواب بعد تعداد هذه الحقائق مباشرة:

• كل أم لديها القدرة على الرضاعة الطبيعية، مهما كانت بنيتها الجسمانية، طولها، وزنها، وحالتها المادية أو الاجتماعية.

• كل أم لديها حليب يكفي لتغذية طفلين في آن واحد، دون الحاجة لإضافة أي بدائل اصطناعية.

• القطرات القليلة الأولى من حليب الأم مفيدة جدًا لتعقيم أمعاء الطفل وتحفيزها على العمل بشكل منتظم ووقايتها من الأمراض فيما بعد.

• عملية الرضاعة الطبيعية غير مؤلمة على الإطلاق.

• قلة كمية الحليب المفرزة في البداية لا تعني أن الأم ليس لديها حليب كافي.

• الحليب الشفاف في بداية الرضعة لا يعني أن حليب هذه الأم لا يصلح للطفل.

• كمية الحليب المتحصل عليها باستعمال آلة ضخ الثدي لا تساوي أبدًا ما يتحصل عليه الطفل من حليب بالرضاعة الطبيعية المباشرة.

• كثرة بكاء الطفل لا تعني أن الأم ليس لديها حليب كافي لإشباع الطفل.

• استعمال الأم المرضع للمضادات الحيوية لا يعني ايقاف الرضاعة الطبيعية.

• إصابة الأم بالتهاب الثدي أو خراج الثدي لا يتطلب ايقاف الرضاعة الطبيعية.

• ضعف بنية الأم الجسمانية لا يعني أنها لا تستطيع القيام بالرضاعة الطبيعية .

• إصابة الأم بأحد الأمراض المزمنة لا يعني أنها لا تستطيع ارضاع طفلها بشكل طبيعي .

• رشاقة البنية الجسمانية للطفل الذي يرضع حليب الأم لا تعني أن حليب الأم لا يكفي.

• كون الأم تعمل أو تدرس لا يعني أنها لا تستطيع ارضاع طفلها بشكل طبيعي.

• حمل الأم المرضعة لا يتطلب أن تتوقف عن الرضاعة الطبيعية.

• الرضاعة الطبيعية لا تعني حدوث تغييرات سلبية على شكل جسم الأم.

لماذا الرضاعة الطبيعية هي الخيار الأمثل للأم والطفل؟

لأن حليب الأم هو الغذاء الطبيعي الوحيد المناسب للطفل الرضيع، والذي جُهِّز خصيصا للطفل على مدى التسعة أشهر من الحمل، وقد أُعِدَت مكوناته بعناية فائقة، بحيث تتغير هذه المكونات بشكل مذهل على مدى فترة الرضاعة التي تمتد لسنتين كاملتين، لتناسب الاحتياجات المتجددة والمتغيرة للنمو، وبذلك يكون نمو الطفل بالشكل المثالي الذي يتوافق والطبيعة البشرية. وحليب الأم أيضًا تختلف تركيبته باختلاف أوقات اليوم، لتلائم ما يحتاجه الطفل في كل وقت منها، ويختلف قوامه في أول الرضعة الواحدة عن قوامه في آخرها، ليجمع بذلك بين الماء والغذاء في آن واحد، كما أن تركيبته تتغير بشكل كبير عندما يمرض الطفل لتوفر له الحماية القصوى حتى يبقى سليما معافى في عقله وجسده.

يتكون حليب الأم من عناصر غذائية متكاملة سهلة الامتصاص وغير مسببة للحساسية، كما يحتوي على إنزيمات وخمائر طبيعية تساعد الطفل على الهضم والاستفادة من عناصر الحليب الفعالة، كما أنه يوفر المواد الدهنية الطبيعية المتكاملة والتي منها الأحماض الدهنية الأساسية وأحماض الأوميجا ثلاثة ذات الأهمية القصوى في النمو السليم للمخ والأعصاب وتطور نمو حاستي السمع والبصر لدى الطفل.

ثم إن حليب الأم يزود كل طفل بالمقدار المناسب والمحسوب بدقة من الفيتامينات والمعادن التي يحتاجها للنمو والتطور الجسدي والعقلي بشكل يناسب طبيعة عمل الكليتين لدى الطفل والتي هي مازالت في طور النمو. كما يحتوي على عدد من الهرمونات الطبيعية الضرورية التي يحتاجها الطفل مثل هرمون النمو، والهرمونات المنظمة لسكر الدم والهرمونات المنظمة لساعات النوم والاستيقاظ.

يحتوي حليب الأم على الكثير من المواد الحيوية مثل الخلايا البيضاء ومضادات الالتهاب والأجسام المضادة للجراثيم والتي تساعد الطفل على مقاومة الأمراض الالتهابية والعدوى الجرثومية، وهي ضرورية جدًا وخاصة في الستة أشهر الأولى من عمر الطفل، التي لم يتكون فيها جهازه المناعي بعد. تلك الجزيئات البيولوجية النشطة تساعد أيضًا في نمو وتطوير جهاز المناعة لدى الطفل، وأنسجة وأعضاء الجسم المختلفة، كما تعمل على التوطين الميكروبي المفيد لأمعاء الطفل الرضيع. هذه المواد الحيوية لا تتوفر أبدًا في التركيبات الصناعية البديلة، وحتى الآن لا يمكن بأي شكل من الأشكال إعادة خلق حليب الأم في المختبرات!

يبقى أن نشير إلى حقيقة هامة، كثيرًا ما يغفل عنها الناس، وهي أن كل هذه المميزات الفريدة التي تجعل من حليب الأم طعامًا لا مثيل له، هي في الواقع جزء بسيط جدًا من الحقيقة، إذ أن هذا هو كل ما سمح لنا به العلم أن نعرفه في الوقت الحاضر، وأنه بالتأكيد هناك الشيء الكثير من العظيم الذي يخفى!

إن قرب الطفل من الأم والتصاقه بها واحتضانها له وقت الرضاعة الطبيعية هو ما يعزز العلاقة الثرية بين الأم والطفل ويساعد على النمو النفسي المتوازن للطفل بالإضافة إلى دوره في إذكاء عقل الطفل وقدراته الوجدانية.

من المهم أن تدرك كل أم حقيقة أن الرضاعة الطبيعية ضرورية جدًا لصحة الأم النفسية والجسدية، فهرمون السعادة والاسترخاء الذي يفرز وقت الرضاعة عند الأم هو في الواقع عامل وقاية كبير لها من الإصابة بمرض اكتئاب النفاس والتغييرات النفسية الحادة التي قد تصيب الأم في هذه الفترة المهمة والحيوية من حياتها وحياة طفلها. وتساعد الرضاعة الطبيعية الأم على التخلص من التغييرات التي حدثت لجسمها أثناء فترة الحمل، والإسراع في رجوع جسم الأم لحالته الطبيعية بعد الحمل والولادة، كما أن الأم التي لا ترضع طفلها، هي أكثر عرضة للإصابة بمرض السكري وأورام الصدر والرحم والمبيض، وغيرها من الأمراض، التي يزداد الربط بينها وبين غياب تجربة الرضاعة الطبيعية عن حياة المرأة.

ما الحكمة من أن حليب الأم لا يفرز بكثرة في الاسبوع الأول من عمر الطفل؟

ندرة افراز حليب الأم في الأيام الأولى من النفاس لها فائدة عظيمة للطفل حديث الولادة، حيث يوافق ذلك طبيعة جسم الطفل التركيبية والوظيفية، فحجم معدة الطفل عند الولادة صغير جدًا، حيث يبلغ متوسط حجمها ما يعادل ملء ملعقة صغيرة، بالإضافة إلى الحاجة

إلى تعقيم المعدة والأمعاء بشكل فعال، وذلك يتطلب أن تكون كمية الحليب صغيرة. القطرات القليلة اللزجة من الحليب التي تفرز في اليوم الأول بعد الولادة تسمى اللبأ، وهي ضرورية جدًا لصحة الطفل، وبما أن اللبأ يجب أن يمر على بطانة القناة الهضمية كلها، ويبلغ طول الأمعاء الدقيقة وحدها عند الطفل حديث الولادة مئتان وخمسون سنتيميتر أي متران ونصف، ويغلفها بالكامل، ويبقى عليها فترة كافية ليعطي مفعول المناعة ضد الأمراض المستقبلية، كان من الضروري عدم افراز الحليب السائل بكثرة بعد افراز اللبأ مباشرة، حتى لا يغسل أو يجرف اللبأ بعيدًا عن بطانة الأمعاء قبل أن يعطي الفائدة المرجوة منه.

كما أنه من الأنسب أن يكون التحول في وظيفة القناة الهضمية لدى الطفل بشكل تدريجي، فقد كانت خاملة طوال فترة الحمل، يعني منذ خلقها أو صناعتها، ويجب تهيئتها للعمل على مراحل، ومن الضرر البالغ أن تعطى كمية كبيرة من الحليب في الأيام الأولى لعملها.

كيف تتقن كل أم فن الرضاعة الطبيعية بسهولة ويسر؟
الفطرة السليمة هي أن كل سيدة استطاعت الإنجاب تستطيع القيام بالرضاعة الطبيعية، بمعنى أن كل أم تستطيع إرضاع طفلها بشكل طبيعي لمدة عامين دون الحاجة لأي قوى خارقة أو مواهب نادرة. والحقائق العلمية المثبتة بالأدلة والبراهين تؤكد على أن كل أم أنجبت طفلًا، لديها من الحليب ما يكفي لإرضاع طفلين في نفس الوقت، دون الحاجة لأي تركيبات صناعية بديلة ولمدة عامين كاملين. وأن قدرة

الأم على الرضاعة الطبيعية الفعالة لا تتأثر ببنية الأم الجسمانية ولا حالتها المادية. ما الذي يحدث الآن إذًا؟ ولماذا وصلنا إلى هذه المرحلة الصعبة من هجران الرضاعة الطبيعية؟ إن كثرة البدائل المتوفرة والتي يتوهم البعض أنها متكافئة مع حليب الأم، وكل تلك الدعاية التي لا حدود لها، تحتم علينا إعادة تهيئة الحالة الذهنية للأم المرضعة، وبث روح الطبيعة والفطرة السليمة فيها، وتبصيرها بالحقائق العلمية الدامغة، ثم جعلها تتيقن من أنها قادرة بالفعل على اتقان فن الرضاعة الطبيعية بفطرتها، وأن ذلك لا يحتاج منها سوى إلى ضم طفلها إلى صدرها بكل يسر وسهولة. يجب أن تدرك الأم والأهل كذلك، أنه لا توجد بدائل حقيقية عن حليب الأم، وأن لا شيء يعادله، لا شيء على الإطلاق.

ضمي طفلك إلى صدرك وقومي بإرضاعه مباشرة بعد الولادة، فالقطرات القليلة الأولى من حليب الأم مفيدة جدًا لتعقيم أمعاء الطفل وتحفيزها على العمل بشكل منتظم ووقايتها من الأمراض طول العمر. ولضمان استفادة الطفل القصوى من هذه الخاصية الفريدة، قاومي كل رغبة منك أومن المحيطين بك في تقديم أي سوائل أو تركيبات صناعية بديلة أو إضافية للطفل.

يتغير حليب الأم في خصائصه تدريجيًا من بداية كل رضعة حتى نهايتها، فيكون في بداية الرضعة عبارة عن سائل خفيف شبه شفاف، يغلب على مكوناته الماء والسكر سهل الهضم، حتى يروي عطش

الرضيع، ومن ثم يتحول خلال الرضعة نفسها إلى الحليب الدسم، بلونه الأبيض المائل إلى الصفرة وخصائصه المعروفة، والذي يعمل على تغذية الرضيع والوصول به إلى مرحلة الشعور بالشبع والسكينة. ولهذا وجب أن يرضع الطفل مدة عشرين دقيقة كاملة على نفس الثدي، قبل أن ينقل على الثدي الآخر ليكمل الرضاعة إذا كان ما زال يرغب في ذلك. إذا حدث وأن اكتفى الطفل بالرضاعة من ثدي واحد فقط، فلا بأس في ذلك، ولكن تذكري أن ترضعيه على الصدر الآخر مع بداية الرضعة التالية، حتى تحافظي على جريان وتدفق الحليب، وعلى تماثل حجم الثديين. تعد فترة العشرين دقيقة هذه ضرورية جدًا لحصول الطفل على الحليب الدسم الذي لا يفرز إلا بعد العشر دقائق الأولى من كل رضعة، والذي يغذي الطفل ويشبع جوعه، ويعمل على انتظام حركة الأمعاء لديه، ومساعدته على السكينة، والنوم الهادئ.

أحد أهم أسباب بكاء الطفل الرضيع هو نقل الأم للطفل من ثدي لآخر بسرعة وقبل فترة العشرين دقيقة، فلا يحصل الطفل إلا على الحليب الخفيف من كل ثدي، وذلك قد يروي عطش الطفل، ولكنه لا يشبع جوعه. رضاعة الطفل للحليب الخفيف الشفاف وحده، تؤدي أيضًا لحدوث غازات الأمعاء بكثرة لدى الطفل مما يزيد من بكائه بسبب المغص. تجدر الإشارة هنا إلى أن أحد أهم أسباب ظن الأم، والأهل كذلك، أن حليب الأم لا يصلح لتغذية الطفل هو رؤيتهم لهذا الحليب الخفيف الشفاف، إذا حدث واضطرت الأم لضخ الصدر لأي

سبب كان، حيث يندهش الجميع مما يرى، ولا ينتظر البعض حتى نهاية عملية الضخ ليسارع بالقول "حليبك مثل الماء" و" حليبك خفيف وما يغذي" وبالتالي قد تتعالى الدعوات من الجميع إلى سرعة استخدام التركيبات الصناعية البديلة، وهم بهذا الفعل يسيئون لصحة الطفل إساءة كبيرة، ويسببون له مضار كثيرة، كان من الممكن تلافيها بالتحصن بالمعرفة.

اعتقاد الأم التي قامت بضخ الثدي عند أي مرحلة من عمر طفلها أن تلك الكمية القليلة من الحليب التي استطاعت ضخها بشق الأنفس هي كل ما يتحصل عليه طفلها وقت الرضاعة الطبيعية، هو اعتقاد خاطئ تمامًا، وربما ينتج عنه ظن الأم بأن ليس لديها الحليب الكافي لإشباع طفلها، وهذا خطأ وسوء تقدير كبيرين، لأن عملية إفراز حليب الأم هي عملية هرمونية حيوية بامتياز، تحتاج وجود الطفل على الثدي لتدفق هرمون الرضاعة ومن ثم لإنتاج فوري للحليب، وأن كمية الحليب التي يرضعها الطفل من أمه مباشرة في كل رضعة، تفوق عدة أضعاف ما تتحصل عليه الأم عند ضخ الثدي بالآلة، ولهذا السبب بالذات لا أنصح باستخدام آلة ضخ الحليب من الثدي إذا كانت الأم لا تعمل. كما لا أنصح باستخدامها أيضًا طوال فترة إجازة الأمومة للأم التي تعمل، وأن تكتفي باستخدامها عندما تكون في العمل فقط.
من الأهمية بمكان أن تدرك كل أم الحقيقة العلمية المذهلة وهي أن معظم الخصائص الغذائية والوقائية القيّمة التي يتميز بها حليب الأم تكون أقل فاعلية عندما يتم إرضاع الطفل حليب الأم في مرضعة.
قد لا يعني بكاء الطفل في الأيام الأولى بعد الولادة بالضرورة

أن الطفل جائع، وخاصة إذا تأكدت الأم مـن سير عمليـة الرضاعـة الطبيعيـة على الوجه الأكمل. في الواقع إن البكاء المعتدل قد يكون مفيدا للطفل في هذه المرحلة، مـن حيـث تنشيط الجهاز التنفسي وامتـلاء الرئتيـن بالهواء، إلى جانب تنبيه أجزاء الجسم الأخرى.

يجب أن تدرك كل أم أن إفراز الحليب عند الأم المرضعة يكون قليلًا جدًا في البداية، وأن كمية الحليب تزداد بشكل تدريجي بمرور الوقت وهـذا طبيعـي، كمـا أن إنتـاج الحليب يعتمد بشكل أساسـي علـى مبدأ العرض والطلب، بمعنـى أن كمية الحليب المنتجة تزداد كلما ازدادت الرضاعة، ولذا يجب على الأم الاكثار مـن إرضاع الطفل وخاصة في الأسبوع الأول مـن الـولادة حيـث يفضل أن يوضع الطفل على الصـدر كل نصف سـاعة تقريبًا. ولهذا السبب أيضًا يجب ألا يُطعَم الطفل الوليـد أي شـيء آخر بالفم غير حليب الأم، حتـى لا يضعف ذلـك شهية الطفل ورغبته فـي الرضاعة الطبيعية وبالتالي يقلل مـن إدرار حليب الأم.

يجب أن يعلم الجميـع أن الرضاعـة الطبيعيـة عملية مريحة للأم وهي ليست مؤلمة على الإطلاق. إذا حدث أن شعرت الأم بأي ألم في الثدي أثنـاء إرضـاع طفلها فعليها أن تتأكد أن طريقة لقم الطفل للثدي ربما كانت غير صحيحة، وأن الطفل يقوم بالرضاعة على الحلمة نفسها، ممـا يؤدي إلى تشـققها والتهابها وبالتالي إلى شـعور الأم بالألم وقت الرضاعة، كمـا يؤدي أيضًا لعدم حصول الطفل على الحليب الكافي بسبب الضغط على القنـوات اللبنية وغلقها أثنـاء الرضاعة. ينبغي

أن يلقم الطفل الثدي بحيث تكون شفتاه على المنطقة البنية التي تحيط بحلمة الثدي أي منطقة الهالة، وأن تكون الحلمة بالكامل حرة طليقة داخل فم الطفل أثناء الرضاعة، حتى ينزل الحليب من خلالها بسهولة لفم الطفل وحتى لا تتشقق الحلمة تحت ضغط لثة الطفل وشفتيه. إذا تشققت الحلمة لديك فعليك تصحيح وضع الطفل على الصدر أولا، ومن ثم علاج التشقق وذلك بدهن الحلمة ببعض حليب الصدر بعد كل رضعة وتركها معرضة للهواء قليلًا ليجف الحليب عليها، ويفضل الابتعاد عن استعمال أي دهانات أخرى للحلمة قد ينصحك بها الكثيرون.

تجدر الإشارة هنا إلى أنه في بعض الحالات التي تشعر فيها الأم بألم الثدي أثناء الرضاعة، قد يرجع السبب إلى وجود حالة ربط اللسان عند الطفل، أو ربط الشفة ولذلك من الضروري أن يعرض الطفل الرضيع على طبيب الأطفال للتأكد من سلامة حركة اللسان والشفتين لديه.

لا تتقيدي بعدد محدد من الرضعات، فالطفل الذي يرضع رضاعة طبيعية يشعر بالجوع بسرعة، لأن حليب الأم سهل الهضم ويناسب الطفل، وسرعان ما يتم هضمه بسهولة ويسر، للاستفادة من المواد الغذائية الثمينة التي يحتويها. ذلك عكس التركيبات الصناعية البديلة التي تحتوي في الغالب على زيوت النخيل المهدرجة صعبة الهضم والتي تمكث في معدة الطفل فترة طويلة فتعطيه شعور بالشبع دون فائدة تذكر.

ما هو السبب في اعتقاد معظم الأمهات بأن حليبها ليس كافيًا لإرضاع طفلها؟

السبب الرئيس لذلك هو عدم معرفة الأم بالحقائق العلمية التي أوردناها بخصوص تدرج إدرار حليب الأم المرضع، بالإضافة إلى الإسراع في اعطاء الطفل التركيبات الصناعية البديلة منذ البداية، حيث يعمل ذلك على وأد عملية الرضاعة الطبيعية برمتها قبل أن تبدأ. قد تقلق الأم، ومن حولها أيضًا، بسبب ندرة افراز الحليب في البداية، فهي تعتقد أن هذا لا يكفي صغيرها، هنا يجب علينا طمأنتها بأن هذا هو الأسلم للطفل، فلا داعي للقلق، فكمية الحليب المفرزة في البداية تكون قليلة جدًا، مراعاة لصغر حجم معدة الطفل عند الولادة، وأن إدرار الحليب سوف يزداد تدريجيًا بما يتوافق مع الزيادة في حجم معدة الطفل.

في الواقع إن خوف الأم والأهل من عدم كفاية حليب الأم في هذه المرحلة بالذات هو من أكثر العوامل التي تدفعهم للأسراع في استعمال السوائل الأخرى والتي لا تناسب فسيولوجية الطفل. هناك سبب آخر مهم وهو عدم المام الأم، وكذلك الأهل، بما يسمى طفرات النمو لدى الطفل، والتي هي جزء أساسي من تطور نمو الطفل الطبيعي. يمر كل طفل رضيع بفترات للنمو السريع، أي أسرع من المعتاد، يحتاج خلالها الطفل لمزيد من الرضاعة. تحدث طفرات النمو هذه عند عمر سبعة أيام، ثلاثة أسابيع، ستة أسابيع، ثلاثة أشهر، ستة أشهر، وتسعة أشهر، حيث يجوع الطفل في هذه الفترات بسرعة ويكثر بكاؤه، ويستمر في الرضاعة على الصدر لفترات أطول،

كما أنه يستيقظ بكثرة أثناء الليل طلبا للرضاعة، وتشعر الأم بأن لا شيء يكفيه، وينتابها القلق العميق. هذا الضغط النفسي الكبير، الذي تقع الأم تحت طائلته، قد يجعلها في حالة من الوهن النفسي بحيث تنساق طواعية وراء أول نصيحة تأتيها، وما أكثر النصائح المجانية، والتي من الممكن أن تقضي على عملية الرضاعة برمتها وبكلمات قلائل! يجب مقاومة كل الأفكار التي قد تخطر لك هنا من أن طفلك بحاجة إلى شيء آخر إضافي، ولا تسمحي للآخرين بإيهامك بذلك، كل ما عليك هو زيادة كمية الحليب المنتجة لديك عن طريق زيادة عدد المرات التي ترضعين فيها طفلك مباشرة، مع الحرص على أن تكون الرضعة الواحدة لمدة عشرين دقيقة على الأقل. كما أنه يمكنك بسهولة ضخ الكمية القليلة من الحليب الدسم المتبقية في الثدي نهاية كل رضعة، باستعمال أصابع اليد الواحدة للضغط على الثدي خلف الحلمة، وإعطائها للطفل في الحال بواسطة كوب مكيال الأدوية، فهي تزيد من شعور الطفل بالشبع نظرًا لاحتوائها على الكثير من المواد الدهنية المفيدة لعملية النمو.

في الواقع إن سوء فهم إشارات طفرات النمو هذه هو أحد أهم الأسباب التي تؤدي إلى اللجوء إلى استعمال الأهل للتركيبات الصناعية البديلة، والتي يسميها البعض طعام المختبر، وهذا أمر مؤسف ويمكن تفاديه بالتحصن بالمعرفة المسبقة، أثناء فترة الحمل، عن كل هذه الأمور من خلال استشارة الرضاعة الطبيعية. لا ينبغي أن تنتظري حتى موعد قدوم الطفل لتتقني فن الرضاعة الطبيعية وتزيلي عن بينة كل ما يتعلق بها من أوهام ومعلومات مغلوطة.

قد تقارن الأم بين وزن طفلها وأوزان أطفال آخرين في عمره يستعمل لهم أهلهم التركيبات الصناعية البديلة، فتظن أن حليبها لا يفي بالغرض، ويساورها الشك في خيارها للرضاعة الطبيعية، وربما تفكر هي أو ينصحها المحيطون بها بتقليد الآخرين. الحقيقة هي أنك أيتها الأم المرضعة، قد قمت بعمل عظيم باختيارك للرضاعة الطبيعية، وقد قدمت الأفضل لطفلك، وما رشاقة طفلك هذه إلا دليل على قوة الجسم والعقل معا، فحليب الأم له دور فعال في الوقاية من مرض السمنة والتي هي من أكثر الأمراض انتشارًا بين الأطفال. وقد تبين أن زيادة وزن الطفل عن المعدل الطبيعي في السنة الأولى من العمر لها ارتباط وثيق بالإصابة بمرض السمنة في سنوات الطفولة. كما أن وزن وطول الطفل الذي يتغذى على حليب الأم يجب أن يقارن فقط بجداول النمو المخصصة للأطفال الذين يرضعون حليب الأم ، وهذا ما توصي به منظمة الصحة العالمية.

لماذا يجب ألّا يُعطي الطفل أي شيء بالمرضعة قبل عمر الأربعين يوما؟

لا يحتاج الطفل إلى أي سوائل أخرى إضافية غير حليب الأم في الأشهر الست الأولى من عمره. حتى الماء لا يحتاجه الطفل الذي يرضع حليب الأم، إلا عندما يبدأ في تناول الأطعمة الصلبة عند عمر الستة أشهر، وذلك لأن حليب الأم يحتوي على الكثير من الماء في بداية كل رضعة ليروي عطش الرضيع، ومن ثم يتحول تدريجيًا خلال الرضعة نفسها إلى الحليب الدسم، الذي يغذي الرضيع ويعطيه الشعور بالشبع والسكينة.

لا تستعمل المرضعة للطفل، حتى لو كانت تحتوي على حليب الأم، وذلك حتى لا يصاب الطفل باضطراب تمييز الحلمة ومن ثم يرفض الرضاعة الطبيعية. يحتاج الطفل حديث الولادة إلى فترة ستة أسابيع على الأقل من الرضاعة الطبيعية الخالصة حتى يتمكن من إتقان فن الرضاعة الطبيعية بصورة غير قابلة للنسيان ولا تؤثر عليها أي طريقة أخرى للرضاعة. ذلك لأن الرضاعة الطبيعية تتطلب من الطفل بذل بعض الجهد حتى يستخلص حليب الأم من القنوات اللبنية، هذا الجهد الذي يبذله الطفل أثناء الرضاعة الطبيعية له فائدة عظيمة لنمو الوجه والفكين بصورة سليمة، بالإضافة إلى دوره في انتظام أسنان الطفل فيما بعد. ثم إن الكيفية التي يتكوّن بها الحليب في صدر الأم لا تخلو من إعجاز، حيث يوجد الحليب في حويصلات وقنوات لبنية منفصلة وموزعة بين شحم ولحم وعصب، حتى يسهل على الأم حمله، وهو بهذا لا يجتمع في الثدي أبدًا، مثلما يجتمع السائل في الزجاجة، و يخرج الحليب من صدر الأم من فتحات صغيرة متفرقة وليس من مكان واحد، حتى لا ينزل الحليب للطفل بشكل سريع ويغص الطفل أو يختنق بسببه! في المقابل فإن المرضعة تسكب الحليب بفم الطفل بسهولة ويسر بفعل الجاذبية الأرضية، وبدون أي جهد يذكر، فإذا قدمت المرضعة للطفل قبل الأربعين فإن هذا سوف يؤدي إلى إرباك الطفل وعدم قدرته على التمييز بين الطريقتين، وفي النهاية سوف يختار طريقة الرضاعة الأسهل له وهي المرضعة. وهذا للأسف هو السبب الرئيس وراء فشل الرضاعة الطبيعية عند معظم الأمهات. قد لا تلاحظ الأم في الواقع أن طفلها قد توقف عن الرضاعة

الطبيعية الفعالة، فهو مازال يمسك بالصدر كما كان، ولفترات ليست بالقصيرة، لكنه في حقيقة الأمر يفعل ذلك فقط للإشباع العاطفي والاستمتاع بقرب الأم، بينما ينتظر المرضعة للحصول على الحليب والشعور بالشبع، وتسمى الرضاعة الطبيعية في هذه الحالة بالرضاعة غير المغذية أو غير المشبعة.

رسالة إلى تلك الأم التي تفكر في العودة للعمل أو الدراسة بعد إجازة الأمومة، وتخشى عدم تقبل طفلها للمرضعة فيما بعد، لا تقلقي أبدًا، فالطفل بإمكانه الرضاعة من المرضعة في أي عمر، وذلك للسهولة واليسر الذين ذكرناهما آنفًا.

تجدر الإشارة هنا إلى أن ما يسمى اللهاية، التي تُعطى للطفل لغرض إسكاته، لها نفس التأثير السلبي على الرضاعة الطبيعية أيضًا، ولذلك يفضل عدم استعمالها.

لماذا يجب ألّا يُعطي الطفل ما يُسمى شاي الأطفال وأدوية المغص؟

لا يحتاج الطفل الرضيع لأي مشروبات مع الرضاعة الطبيعية. كما أن هذه المشروبات قد تلحق بالطفل ضررا بالغا. فما يُسمى شاي الأطفال هو عبارة عن أنواع من المشروبات المحلاة، قوامها الأساسي هو السكر، بالإضافة إلى أنواع مختلفة من مطيبات الطعم والرائحة الصناعية، ولا يخفى على أحد ما للمشروبات السكرية من مخاطر

صحية إلى جانب تأثيرها السيء على أسنان الطفل المستقبلية. ثم إن أي شيء يُعطى للطفل بالفم سيؤدي حتما لقلة رضاعة الطفل الطبيعية، وبالتالي يؤدي إلى ضعف إفراز حليب الأم، ومن ثم توقفه نهائيًا.

في الواقع إن تقديم مثل هذه المشروبات للطفل الرضيع هو المسؤول الأكبر عن فساد ذوق الطفل الغذائي، فحين يتعود الطفل على الطعم السكري والكيميائي لهذه الأشياء الضارة والغير ضرورية، فإنه سوف لن يتقبل الأطعمة المفيدة المختلفة حين تُقدم له فيما بعد.

أما أدوية المغص فهي بجانب كونها محدودة الفائدة، فقد تسبب الإمساك الشديد للطفل، بالإضافة إلى أضرار أخرى كثيرة. يجب أن نتذكر دائمًا أنه من الأنسب عدم تناول الطفل لأي أدوية قبل عمر السنة، إلا للضرورة القصوى، وذلك لعدم نضج الجهاز الكلوي لدى الطفل الرضيع بالشكل الكافي الذي يمكنه من التعامل مع الأدوية بشكل فعال وآمن.

ثم إن هذه المشروبات والأدوية تفسد المفعول المناعي لحليب الأم. يجب أن تدرك كل أم أن الأشياء الإضافية التي قد تقدمها لطفلها، بجانب الرضاعة الطبيعية، هي في الواقع معول هدم لفوائد حليب الأم، فهي تتحد مع المواد الحيوية المناعية الموجودة في حليب الأم لتكون مركبات معقدة لا تستطيع أمعاء الطفل امتصاصها أو الاستفادة منها وبذلك تطرح مع الفضلات.

هل يجب التوقف عن الرضاعة الطبيعية عند تناول الأم المضادات الحيوية؟

بصورة عامة فإن كل ما يمكن تواجده في دم الأم يمكنه أن يمر إلى الطفل عن طريق الرضاعة الطبيعية، ولكن بكميات قليلة جدًا، بعضها لا يكاد يذكر، ولذلك كان من الأفضل أن تبتعد الأم المرضعة عن استعمال الأدوية والمركبات الكيميائية بما في ذلك المستحضرات العشبية والمكملات الغذائية التي لا ضرورة لها، والتي لا يعرف الكثير عن تأثيرها على الطفل على وجه الدقة.

عندما يكون من الضروري أن تتناول الأم المرضعة المضادات الحيوية، أو غيرها من الأدوية، فإنه لا يجب عليها أن تتوقف عن الرضاعة الطبيعية، بل يجب أن تخبر طبيبها بأنها أم مرضعة وأنها ترغب في الاستمرار في الرضاعة، وتطلب منه حرفيا أن يختار لها مضادًا حيويًّا يكون فعالاً لحالتها ولكنه في نفس الوقت آمنًا على الطفل الرضيع، وذلك بمساعدة كل من الصيدلاني واستشارية الرضاعة الطبيعية. يجب أن يراعى في اختيار المضاد الحيوي أيضًا ألا يكون له تأثير سلبي على انتاج الحليب لدى الأم المرضعة. وينطبق هذا أيضًا على استعمال الأم للأدوية التي تحتاجها بسبب أي حالة مرضية أخرى تعانيها، حادة كانت أم مزمنة. والسيدة الحامل التي تعاني من أمراض مزمنة قد تضطرها لتناول الأدوية بصورة منتظمة، عليها أن تبحث مع الطبيب المعالج أثناء فترة الحمل، موضوع توفير بديل علاجي لها يناسب الأم المرضعة، لاستعماله بعد الولادة، ويمكّنها من القيام بالرضاعة الطبيعية دون خوف على طفلها من الآثار الجانبية للأدوية.

هل يجب التوقف عن الرضاعة الطبيعية عند إصابة الأم بالتهاب الثدي أو خراج الثدي؟

إصابة الأم بالتهاب الثدي أو خراج الثدي لا يستدعي التوقف عن الرضاعة الطبيعية، فحليب الأم آمن على الطفل حتى في وجود الالتهاب. وعلى الرغم من الألم الخفيف الذي قد تشعر به الأم أثناء الرضاعة إلا أن إيقاف الرضاعة الطبيعية قد يؤدي إلى زيادة حالة الثدي سوءًا، وإلى تأخر الشفاء. يجب على الأم أن تحافظ على جريان الحليب وتدفقه وذلك بالحرص على إرضاع الطفل بشكل مباشر أو ضخ الحليب من الثدي المصاب وتقديمه للطفل لحين الشفاء، إذا كانت الرضاعة المباشرة غير ممكنة بسبب قرب الإصابة من الحلمة.

هل بإمكان الأم أن تستمر في الرضاعة الطبيعية عند العودة إلى العمل أو الدراسة؟

نعم، من الممكن جدًا الاستمرار في الرضاعة الطبيعية بشكل كامل، دون الحاجة لأي بدائل اصطناعية رغم عودة الأم للعمل أو الدراسة. أسهل طريقة للقيام بذلك هي إتقان فن الرضاعة الطبيعية من البداية، بل الاستعداد لها قبل ولادة الطفل. إذا كنت قد قرأت هذا الموضوع من بدايته فأنت الآن وبكل تأكيد لا تحتاجين سوى لقراءة هذه الأسطر القليلة القادمة، لتعلمي أنك قادرة بجدارة على الاستمرار في تزويد طفلك بشراب الحياة، رغم عودتك للعمل أو لاستكمال دراستك.

حاولـي قـدر الامـكان أن يكون طفلك قريـب مـن مـكان عملك أو دراستك حتى يمكنك ارضاع طفلك رضعة واحدة طبيعية على الأقل أثناء فترة الدوام، إذا كان دوامك لساعات طويلة. بالإضافة الى ذلك يجـب عليـك ضـخ الحليـب عـن طريـق المضخـة حتـى لا ينقص ادرار الحليب لديك.

عندمـا تكونيـن بعيـدة عـن الطفـل يجـب ضـخ الحليـب علـى فتـرات محددة ومنتظمة والاحتفاظ به في الثلاجة حتى تعودين للبيت، ولكن تذكري أنـه يجـب وضعـه فـي الثلاجـة فـي البيـت أيضًـا، حتـى يتناولـه الطفل في اليـوم التالي عندما تكونين في العمل. يجب ارضاع طفلك رضاعة طبيعية بشكل مباشر طوال الوقت عندما تكونين في المنزل، حتـى تحافظـي علـى تدفـق الحليـب بصـورة طبيعيـة. يجـب أن تتذكـري دائمًـا أن الحليـب الـذي تضخينه فـي العمل هو لتغذية الطفل أثنـاء غيابـك عـن البيـت فـي اليـوم التالـي، وأن هـذه هـي الطريقـة الوحيـدة التـي تضمنيـن بهـا ألّا يضطـر مـن يرعـى الطفل فـي غيابـك إلى اعطائـه المركبـات الاصطناعيـة البديلة.

إن عمليـة انتـاج وإفـراز حليـب الأم هـي عمليـة هرمونيـة بامتيـاز، وتتحكـم بهـا المشـاعر، بمعنـى أن رضاعـة الطفل علـى صـدر الأم تؤدي إلى إفـراز هرمونـات ادرار الحليـب عنـد الأم فـي الحـال، وأن ملامسـة الطفـل لصـدر الأم بشـكل مباشـر ضروريـة جدًا لاستمرار الرضاعـة الطبيعيـة، وأن عمليـة ضـخ حليـب الأم باستخدام الآلة وحدها لا تكفي لاستمرار إدرار الحليـب، وأن ذلك سـوف يـؤدي إلى توقف انتاج حليب

الأم بشكل نهائي بعد فترة وجيزة. لهذا السبب يجب على الأم التي تعمل، وغيرها، أن ترضع طفلها من الصدر بشكل مباشر طوال فترة تواجدها في المنزل بعد العودة من العمل. كما أنه من الضروري أن تدرك كل أم تلك الحقيقة العلمية المذهلة، وهي أن معظم الخصائص المفيدة في حليب الأم تقلّ إلى حدّ ما عند إعطاء حليب الأم للطفل في مرضعة.

هل يمكن للأم المرضعة التي حملت أن تستمر في الرضاعة الطبيعية رغم حملها؟

نعم، فالأم المرضعة يمكنها الاستمرار في الرضاعة الطبيعية رغم حملها الجديد، دون أي ضرر للجنين أو الطفل الرضيع، ودون ضرر على الأم أيضًا، طالما اهتمت الأم بصحتها وتغذيتها السليمة، إلا أن حليب الأم قد يقلّ عن ذي قبل، كما أن الطفل الرضيع نفسه هو من قد يترك الرضاعة الطبيعية، نتيجة لتغير قوام وطعم حليب الأم، ويحدث ذلك في الغالب عند الشهر الخامس من حملها الجديد. يحتاج الطفل الرضيع إلى كل قطرة من حليب الأم وكل يوم رضاعة إضافي يحصل عليه هو بالتأكيد شيء مطلوب، وخاصة إذا حدث الحمل الجديد مبكرا، أي قبل الستة أشهر من عمر الطفل الرضيع، لذلك من الأفضل مواصلة الرضاعة رغم الحمل إذا كان الحمل طبيعيًا وكان في مقدور الأم أن تفعل ذلك.

مـا علاقـة الرضاعـة الطبيعيـة ورجوع جسم الأم لأفضـل حالاتـه بعد الولادة؟

تعتبـر الرضاعـة الطبيعيـة مـن أهـم العوامـل التـي تسـاعد الأم على عـودة جسـمها لحالتـه الطبيعيـة التـي كان عليهـا قبـل الحمل والـولادة، فالرضاعـة الطبيعيـة تـؤدي إلى حـرق الدهـون عنـد الأم بصـورة فعالـة، وبذلـك ترجـع الأم الـى وزنهـا الطبيعي، كمـا أنه أثنـاء إرضـاع الطفل يقـوم جسـم الأم بإفـراز هرمونـات هامـة جـدًا تعمل على تحفيـز الرحم ليتقلـص وبالتالـي يعـود تدريجيًـا إلى حجمـه الطبيعي. كمـا يقوم جسـم الأم أيضًـا أثنـاء إرضـاع طفلهـا بإفـراز هرمونـات تسـمى هرمونـات السـعادة، والتـي تضفـي على الأم النفسـاء نـوع مـن الرضـا والسـكينة، وتسـاعدها على رعايـة طفلهـا على أكمل وجـه، رغم كثرة الأعبـاء.

لا تـؤدي الرضاعـة الطبيعيـة إلى تغييـرات سـلبية فـي جسـم الأم أو نفسـيتها، ومـن الضـروري أن تـدرك كل أم أن الرضاعـة الطبيعيـة لا تسـبب ترهـل الصـدر بالشـكل الـذي تتخيلـه، أو كمـا يريدهـا البعـض أن تفهمـه. الحقيقـة هـي أن ترهّـل صـدر الأم التـي أرضعت طفلهـا قـد يحـدث فـي الغالـب بسـبب سـوء الفطـام، أي عـدم معرفـة الأم بالطريقـة الصحيحـة لفطـام طفلهـا عـن الرضاعـة الطبيعيـة بعـد عمـر السـنتين. لتفـادي ترهـل الصـدر بعـد الرضاعـة الطبيعيـة، يجـب أن يكون الفطـام تدريجيًـا، وبمسـاعدة واشـراف استشـارية الرضاعـة الطبيعيـة، حتـى لا يـؤدي التوقـف المفاجـئ عـن الرضاعـة الطبيعيـة إلى تلـف الخلايـا الدهنيـة التـي هـي قـوام نسـيج الثدييـن. يمكنـك قـراءة المزيـد فـي موضـوع الفطـام.

جوهر رعاية الطفل... إتقان الإحسان

رعاية الطفل الوليد أمر في غاية الأهمية، ويقاس تقدم الدول الصحي بنسبة المواليد الذين أكملوا الشهر الأول من العمر وهم بخير. وقد تشعر الأم حديثة العهد بالأطفال بشيء من الرهبة، أو التوتر من كل تلك المسؤولية الملقاة على عاتقها فجأة... فجأة؟ أبعد كل تلك الشهور من الحمل والانتظار تتفاجأ الأم بمولودها؟!... نعم هي مفاجأة بكل ما تعنيه الكلمة من معنى، فوجود روح إنسانية لا حول لها ولا قوة، بين يديّ الأم لأول مرة، وشعور الأم بالمسؤولية الكاملة عن تلك الروح هو تحدٍّ كبير لأي أم، قد تشعر معه بالرهبة والقلق وربما الخوف من أن تكون ليست على قدر تلك المسؤولية. وتلك مشاعر إنسانية حقيقية وطبيعية بلا شك، فعلى الرغم أنه من السهل على الأم تلبية كافة احتياجات طفلها العاطفية والجسدية، إلا أنها قد تحتاج لشيء من الدعم والمساندة، وخاصة إذا ظهر على طفلها إحدى المشكلات الصحية البسيطة والعابرة التي عادة ما تصيب الطفل حديث الولادة.

في اعتقادي أن أفضل أنواع الدعم هو تمكين الأم من المعرفة بكل خفايا هذه المرحلة الحرجة من عمر الطفل، وكلما كانت هذه المعرفة مبكرة، أي قبل قدوم الطفل، كلما كانت الفائدة أعم وأشمل. في الواقع إن المعرفة والإلمام بما يجب ألا تفعله الأم للطفل هو أكثر أهمية من معرفة ما يجب أن تفعله، ذلك لأن النوايا الحسنة وحدها لا

تكفي. بعض الممارسات في هذه الفترة الحرجة مـن عمر الطفل قد يكون لها تأثير سلبي كبير على صحة الطفل الجسدية والنفسية مدى الحيـاة، ولذلـك كان مـن الضروري تزويـد الأم ببعض الملاحظـات المهمـة التي تمكنهـا مـن بداية سليمة لرحلة رعاية الطفل التي سوف تمتد لسنوات. ينبغـي أن نتذكر دائمًا أن أفضل مـا يمكن أن تقدمـه الأم لطفلهـا مـن رعاية على الإطلاق هو الرضاعة الطبيعية، وما هذه النقاط التي سوف أوردها هنا إلا تكملة لمشوار الإحسان إلى الطفل، الـذي هـو واجـب وغاية في نفس الوقت.

كيف تُساعد الطفل على ضبط الإيقاع اليومي للنوم والاستيقاظ؟
بما أن الطفل قـد كان داخل الرحم في ظلمـات ثلاث، فهو لـم يكن يعرف الليل مـن النهار إلا بمقدار حركة الأم. وربما ساعدته حركة الأم أثناء النهار طوال فترة الحمل على النوم والاسترخاء نهارًا، وهو قـد يحتاج الآن لمن يساعده في التعرف على وقت نومه الليلي الجديد، وعلـى تمييـز النهـار مـن الليل. مـن الضروري أن تتبـع الأم والأهـل أيضًا نظام الليل لباسًا والنهار معاشًا، لأن هذا هو أساس الحفاظ على صحة الجسم والعقل. يجب أن تجعلي الطفل يشعر بضوء النهار وذلك بفتح ستائر النوافذ للسماح لضوء الشمس بالدخول. كما ينبغي الحرص على كثرة الرضاعة الطبيعية خلال النهار في الشهر الأول مـن عمر الطفل، وذلك للتقليل من حاجة الطفل إلى الرضاعة خلال فترة الليل وبذلك نساعده على النوم لأطول فترة ممكنة. أما أثناء الليل فيجب أن يكون الضوء خافتًا، وأن يكون الجو المحيط بالطفل هـادئًا، دون ضجيـج أو صخب حتى يشعر الطفل بالاسترخاء ويخلد للنوم بسهولة.

لا تحاول هـز الطفـل أو تحريكـه لينـام، لأن هـذا بجانب كونـه لا يخلو مـن الضـرر، فإنه سـوف يكـون عـادة لـدى الطفل، ربما يصعب نومـه بدونهـا لاحقًا.

كيف تُجنّب الطفل يرقان الرضيع أو الصفراء؟

ينتج يرقان الرضيع أو مـا يعرف بالصفراء عـادةً عـن عـدم اكتمـال نمو الكبد بشكل كامل عند الولادة ، وبذلك لا تستطيع الكبد التخلص مـن كمية الصفراء التي ينتجها الجسم بشكل فعال. ويسمى هذا النوع مـن اليرقان باليرقان الفسيولوجي، أي الغير مَرَضي، ويظهر في اليوم الثاني أو الثالث مـن عمـر الطفل، وهـو لا يدعو للقلق عمومًا، ولا يحتاج إلى تدخل طبي في الغالب، ومعظمه يزول مع نهاية الأسبوع الأول من العمـر.

ينتج اليرقـان أيضًـا عـن قلـة الرضاعـة الطبيعيـة بالشـكل الـذي لا يتحصل فيـه الطفل على الإرواء الكافي. لكن الإسراع في البـدء في الرضاعـة الطبيعيـة أثنـاء النصف سـاعة الأولى مـن الـولادة يعمل على الوقايـة مـن اليرقان الفسيولوجي عند الرضيع، كما يجب الإكثار من إرضاع الطفل حليب الأم وخاصة في الأسبوع الأول مـن عمـره، دون التقيد بأي جدول زمني للرضعات، لمساعدة الطفل على التخلص من كمية الصفراء المنتجة. كما يجب عدم إعطاء الطفل أي شـيء آخر غيـر حليب الأم، لأن المـواد المذابـة في المحاليـل المختلفة سـوف تزيد من نسبة اليرقان لديه.

في بعض الحالات قد يكون سبب اليرقان لدى الطفل هو حليب الأم، وهذا النوع من اليرقان غير ضار بالطفل في الواقع، ولا يصل مستوى الصفراء فيه للمستوى الخطِر، ومن الضروري الاستمرار في الرضاعة الطبيعية، لما لها من فوائد جمة تفوق بكثير ما يمكن أن يسببه اليرقان من مضايقات. ثم إن هناك أسباب كثيرة أخرى لليرقان عند الرضيع، ولكنها قليلة الحدوث، وربما احتاج الطفل لبعض الفحوصات، وخاصة عندما يظهر اليرقان في اليوم الأول من العمر، أو يكون مصحوبا بسوء حالة الطفل العامة.

كيف تُجنّب الطفل التهابات السرة وتأخر شفاءها؟

لا تحتاج السرة لوضع أي مطهرات أو معقمات للإسراع في شفائها وسقوط جذع الحبل السري وانفصاله عنها. الجفاف وتفادي الرطوبة هي أهم العوامل التي تساعد على شفاء سرة الرضيع في أسرع وقت، ولذلك يجب عليك الاهتمام بالآتي:

- تعريض منطقة السرة للهواء، بمعنى كشفها أو إزالة الملابس عنها، لمدة عشر دقائق على الأقل ثلاث مرات يوميًا للمساعدة في تجفيفها.
- يجب عدم وضع أي شيء على السرة، نعم نعم، لا شيء إطلاقًا.
- يجب عدم تعريض السرة للماء قبل شفائها، ولذلك لا تغسلي جسم الطفل بالكامل في الماء قبل سقوط جذع الحبل السري. من الأفضل مسح جسم الطفل بمنشفة أو اسفنجة مبللة بدل الاستحمام مع الابتعاد عن منطقة السرة والتعامل معها بلطف شديد.
- طوى حفاض الطفل بصورة تجعل السرة خارج الحفاض حتى

تتفادي البلل وحتى تجف السرة بسرعة. وفي بعض الأماكن من العالم، توجد حفاضات خاصة بالطفل في الأسبوع الأول من ولادته، صممت بحيث لا تغطي منطقة السرة.

• سوف يسقط جذع الحبل السري من تلقاء نفسه عندما يجف بالكامل، ومن الضروري هنا مقاومة الرغبة في سحبه لإسقاطه.

• يجب عرض الطفل على الطبيب المختص إذا لم تجف السرة بعد أسبوعين من الولادة.

• عليك الانتباه لعلامات التهاب منطقة السرة والعدوى الجرثومية طوال هذه الفترة وعرض الطفل على الطبيب فورًا عند وجودها. وتظهر هذه العدوى في صورة احمرار السرة أو الجلد المحيط بها مع انتفاخ وافرازات صفراء اللون أو ما يعرف بالصديد.

ما هي الطريقة المثالية للعناية بمنطقة الحفاض؟

تطلبت المدنية الحديثة أن تغطى منطقة الحفاض بالبلاستيك كنوع من النظافة وللحفاظ على ملابس الطفل وكل ما يحيط به من الاتساخ، حتى صارت حفاضات البلاستيك هذه جزء لا يتجزأ من حياة الطفل في الثلاث سنوات الأولى من عمره.

ليعلم كل من يرعى طفلًا أن بشرة الطفل في منطقة الحفاض، أو منطقة الحوض، هي مثل غيرها من بشرة الطفل في الأماكن الأخرى من الجسم، تحتاج الى الماء والهواء حتى تحتفظ بحيويتها ولونها الطبيعي الذي يماثل لون البشرة في سائر الجسم. إن تغطية منطقة الحفاض بشكل دائم تؤدي إلى إصابتها بالالتهابات المختلفة، مما

قد ينتج عنه تغير في لون الجلد وتحوله إما إلى اللون الأسود أو لون البهاق. في الواقع إن التهاب منطقة الحفاض أمر مؤلم جدًا للطفل بسبب كثرة أعصاب الإحساس والنهايات العصبية الموجودة في تلك المنطقة، وهو بذلك قد يمثل تجربة قاسية جدًا للطفل الرضيع. لا يجب أن ننتظر حتى يحدث الالتهاب للطفل كي نفعل شيئًا، يجب العمل بشكل يومي على منع حدوث التهاب الحفاض في المقام الأول، وذلك بالحرص على تهوية منطقة الحفاض ثلاث مرات يوميًا بمعدل عشرة دقائق إلى ربع ساعة في كل مرة. ليس من الضروري استعمال حفاضات باهظة الثمن للمحافظة على بشرة الطفل، ولكنه من الضروري جدًا الانتباه للنقاط التالية:

• التأكد من تغيير الحفاض كلما دعت الحاجة، وعدم ترك الحفاض المتسخ لفترات طويلة على الطفل. في الواقع إن استعمال حفاضات عادية وتغييرها باستمرار أفضل من استخدام حفاضات مكلفة وتركها على الطفل لفترة طويلة.

• غسل منطقة الحفاض بالماء أثناء كل تغيير للحفاض، وتجفيفها بواسطة منشفة قطنية بطريقة التربيت أو الطبطبة لا الفرك، وذلك للحفاظ على الجلد جافا بشكل دائم.

• تجنب استخدام المعقمات التي تحتوي على الكحول أو المواد العطرية لتنظيف منطقة الحفاض.

• عدم استخدام المناديل المعطرة لتنظيف منطقة الحفاض.

• عدم استخدام البودرة المعطرة على منطقة الحفاض.

• عدم دهن منطقة الحفاض بالكريمات المرطبة لأن الطفل لا يحتاجها.

• دهن منطقة الحفاض بزيت الزيتون بعد كل غيار إذا كان الطفل مصابًا بالإسهال؛ فذلك يحمي الجلد في هذه المنطقة الحساسة من الرطوبة والمواد المهيجة.

• يجب ترك منطقة الحفاض مكشوفه من وقت لآخر لكي يتعرض الجلد للهواء فهذا يساعد على منع تَكوّن الرطوبة التي هي السبب الأساسي في حدوث معظم الالتهابات. يمكنك قراءة المزيد في موضوع بكاء الرضيع.

كيف تُجنّب الطفل ضعف البصر؟

لا تحتاج العين إلى أي رعاية خاصة في الواقع، وأفضل ما يمكن أن نقدمه لها هو تركها وشأنها، نعم، ينبغي عدم لمس عيني الطفل أو مسحهما ما أمكن ذلك، وعندما يكون الأمر ضروريًا يتم مسح الجفون بلطف شديد بقطنة مبللة بالماء الدافئ. نظرًا لخصوصية تركيب العين وأهميتها، وُجدت الدموع، والتي هي عبارة عن نظام ترطيب وغسيل ذاتي مستمر ومتواصل على مدار الساعة...وفي ذلك معجزة. ينبغي كذلك عدم استعمال الكحل في عينيّ الطفل الرضيع، لأنه بالإضافة إلى إمكانية الإيذاء المباشر للعين أثناء وضع الكحل وما قد يحدث عنه من جروح وخدوش، فهو قد يسبب الحساسية والتهاب الملتحمة الجرثومي. كما أن الكحل يحتوي على مواد ضارة كثيرة قد يتم امتصاصها عن طريق الملتحمة، وتسبب للطفل مشاكل صحية كبيرة، مثال على ذلك التسمم بمادة الرصاص والذي يسبب فقر الدم والتشنجات وضعف الذكاء.

يمكن الإحسان إلى البصر أيضًا بتجنب تعريض الطفل للضوء الصناعي ما أمكن ذلك، وخاصة أثناء نومه، وينبغي الحرص على أن يكون سرير الطفل في مكان ذي ضوءٍ خافت في كل الأوقات.
إلا إن الوضع مختلف تمامًا عندما يتعلق الأمر بضوء النهار الطبيعي، فقضاء الطفل وقت في الطبيعة وتعرضه لضوء الشمس في الأوقات الآمنة له فائدة كبيرة في الوقاية من قصر النظر.

عند وجود احمرار أو إفرازات في عين الطفل يجب عرض الطفل على طبيب الأطفال فورًا، الإفرازات الصفراء من عين الطفل دليل على التهاب الملتحمة، أو رمد الرضيع، الذي يسهل علاجه وتفادي أي تأثيرات ضارة له على نظر الطفل. ثم إن التهاب الملتحمة الجرثومي قد يؤدي إلى امتداد الالتهاب إلى النسيج المحيط بالعين، أو محجر العين، ويكون في ذلك خطورة كبيرة إذا امتد الالتهاب أيضًا إلى أنسجة الدماغ.

إذا تكرر وجود إفرازات صفراء بكمية بسيطة في جانب إحدى عيني الطفل أو كلاهما فقد يكون ذلك مؤشر على وجود تضيق خلقي جزئي، أو انسداد في القناة الدمعية لدى الطفل، ذلك المجرى الذي يربط بين العين والأنف، وهذا التضيق أو الانسداد هو الذي يجعل الطفل عرضة للإصابة بالرمد المتكرر، نظرًا لعدم تصريف الدمع بشكل فعال، مما يؤدي إلى تجمعه وركوده، ومن ثم تكاثر الجراثيم فيه.

يحتاج الطفل في هذه الحالة إلى التدليك اليومي لجانب الأنف من أعلى حيث تمر القناة الدمعية، حتى نساعد في تصريف الدمع المحتجز فيها، وسوف يخبرك الطبيب المختص كيفية التدليك الصحيحة لتفادي الإضرار بعيني الطفل. مع نمو الطفل تنمو القناة الدمعية أيضًا وتزول المشكلة عند الكثير من الأطفال مع بلوغ الطفل السنة الأولى من عمره، إلا أن هناك عدد قليل من الأطفال قد يحتاج إلى تدخل جراحي بسبب استمرار التضيق وعدم اتساع القناة الدمعية بالقدر الكافي لأداء وظيفتها. يمكنك قراءة المزيد في موضوع الكشف المبكر عن مشاكل البصر.

كيف تُجنب الطفل ضعف السمع؟

من أجل الحفاظ على قوة سمع الطفل ينبغي عدم تعريض الطفل للأصوات المرتفعة والضجيج، كما يجب التحدث إلى الطفل الرضيع بصوت هادئ أثناء الرضاعة. ذلك لأن الرضع والأطفال هم أكثر حساسية للأصوات المرتفعة، بسبب صغر قناة الأذن لديهم، فالصوت الذي نسمعه نحن عاليا هو في الواقع أعلى بكثير على مسمع الطفل.

تؤدي الضجة والضوضاء الخطرة إلى ضعف السمع، لأنها تدمر البنية الحساسة في الأذن الداخلية. ويتراكم ضعف السمع الناتج عن الضوضاء بمرور الوقت، وكلما كان مستوى الصوت أعلى وفترة التعرض له أطول، كلما كان احتمال حدوث الضرر أكبر، أي أن مدى ارتفاع الصوت ومدة التعرض له يحددان مقدار التلف الحاصل لسمع الطفل، ولذلك كان من الضروري الاهتمام بمعرفة مصادر الصخب

وعدم تعريض الطفل لها حتى نحافظ على سمع الطفل من الضياع. ومن مصادر الصخب الصارخة التي لا تخفى على أحد، أماكن لعب الأطفال في المجمعات التجارية، وأماكن الاحتفالات والألعاب النارية وغيرها. أما عن مصادر الضوضاء الضارة داخل المنزل فتتمثل في التقنية المنزلية الصاخبة التي يمكنها إتلاف السمع مع التعرض لفترات طويلة، مثل صوت الأجهزة المرئية والمسموعة المرتفع، والخلاط الكهربائي والمكنسة الكهربائية ومجفف الشعر وغيرها. وينبغي الانتباه بشكل خاص عند شراء ألعاب الطفل وكذلك تفحص ما يهدى إليه من ألعاب، وتجريبها أولا وعدم اقتناء تلك التي تصدر أصواتا مزعجة منها، أو استعمالها دون بطارية على الأقل. يمكنك قراءة المزيد في موضوع الكشف المبكر عن السمع.

ما الضرر الذي يمكن أن يسببه وضع قرط الأذن للطفلة ؟

تزداد أمراض الحساسية ظهورا وانتشارا يوما بعد يوم، وتعتبر حساسية مادة النيكل واحدة من الحساسيات التي قد لا ينتبه إلى وجودها أحد إلا بعد فترة طويلة. والنيكل هو معدن يستخدم في صناعة الأقراط والأساور والقلائد وغيرها، ولهذا فإن حساسية النيكل قد تظهر لأول مرة عند تثقيب شحمة الأذن ووضع القرط للطفلة. تنتج هذه الحساسية عندما تلامس مادة النيكل الموجودة في القرط جلد الطفلة، ففي الوقت الذي تعتبر فيه مادة النيكل غير ضارة في حد ذاتها إلا أنها من الممكن أن تثير حساسية الجلد أو ما يعرف بالتهاب الجلد التَماسي عند الأطفال، وخاصة أولئك الذين يوجد لديهم تاريخ عائلي للحساسية.

تظهر الحساسية للنيكل على شكل احمرار في الجلد وحكة، قد تكون شديدة، كما أنه قد يصاحبها تغيرات تشبه الحرق في لون الجلد أو ظهور بثور في الجلد تفرز إفرازات سائلة. تحدث هذه التغيرات الجلدية في المكان الذي لامس المادة المثيرة للحساسية ولكنها قد تمتد لتشمل ما جاورها من الجلد. ويكون الجلد الذي تغيرت خصائصه بسبب الحساسية عرضة للإصابة بالعدوى الجرثومية التي تظهر على هيئة زيادة في احمرار الجلد أو تورمه، مع وجود قيح أو صديد أو ألم.

تظهر أعراض حساسية النيكل بعد ساعات أو أيام من الملامسة، كما أن هذه الأعراض قد تستمر من أسبوعين إلى أربعة أسابيع حتى بعد إزالة المادة المثيرة للحساسية. و تعتبر حساسية النيكل دائمة، بمعنى أنها لا تزول مع الوقت، ولا يوجد علاج لها حتى الآن، ويعدّ تجنب ملامسة معدن النيكل هو الوسيلة الوحيدة الفعالة لتفادي أعراض الحساسية عند المصابين بها.

يجب إزالة القرط في الحال من أذنيّ الطفلة عند ظهور أعراض حساسية النيكل عليهما، واستخدام كريم يحتوي على نسبة بسيطة جدًا من الكورتيزون على جلد الأذن، بالإضافة إلى كريم المضاد الحيوي الذي قد يكون ضروريًا في حالة وجود العدوى الجرثومية، وذلك تحت إشراف الطبيب بالطبع. ثم من الضروري تفادي ملامسة الطفلة للنيكل وعدم استعمال أي شيء قد يحتويه في المستقبل بما في ذلك سحابات الملابس المختلفة. بعد شفاء الجلد من أعراض

الحساسية بشكل كامل، يجب استخدام أقراط خالية من النيكل تكون مصنوعة في العادة من الفولاذ المقاوم للصدأ الخالي من النيكل، أو التيتانيوم، أو الفضة الخالصة، أو الذهب الأصفر الخالي من النيكل.

ما فائدة ضوء الشمس بالنسبة للطفل؟ وماهي الأوقات الآمنة للتعرض للشمس؟

التعرض لضوء الشمس ضروري لحصول الطفل على الكمية الكافية من فيتامين (د). بالإضافة إلى قوة العظام وصلابتها، يعتبر فيتامين (د) ضروريًا للعديد من وظائف الجسم المختلفة. تناول الطفل لفيتامين (د) المصنع لا يعني عدم حاجة الطفل لضوء الشمس، كما أن فوائد ضوء الشمس لا تقتصر فقط على تزويد الطفل بفيتامين (د)، بل تتعداه إلى جوانب صحية أخرى كثيرة منها زيادة مناعة الطفل للأمراض والوقاية من ضعف النظر وتنظيم النشاط والحركة والنوم، وغيرها الكثير.

يكفي تعريض الطفل لضوء الشمس في الهواء الطلق بمعدل خمس عشرة دقيقة يوميًا للحصول على الفائدة المرجوة. الصباح هو أفضل الأوقات لتعريض الطفل للشمس وذلك من وقت شروق الشمس إلى الساعة التاسعة صباحا، أو خلال الساعة التي بعد الشروق، ثم الساعة التي تسبق الغروب. يجب تغطية رأس الطفل بقبعة خاصة للشمس بحيث تظل العيون أيضًا، مع ترك مساحة كبيرة من جسمه بدون ملابس إن أمكن ذلك حتى يتعرض الجلد لأشعة الشمس المباشرة، ويمكن ترك الطفل بالقبعة والحفاض فقط للاستفادة القصوى، إذ أن الملابس قد تمثل عائق أمام الأشعة.

من الممكن أيضًا تعريض الطفل للشمس الآمنة داخل المنزل وذلك بفتح زجاج نافذة الغرفة والسماح للضوء بالدخول المباشر، مع وضع الطفل في مسار الضوء. يجب الانتباه إلى عدم تعريض الطفل للشمس في الفترة الممتدة من الساعة العاشرة صباحًا إلى الساعة الرابعة عصرًا لأن الأشعة تكون غير آمنة على الطفل في هذه الفترة.

كيف تُساعد الطفل وقت ظهور الأسنان والتخفيف من آلام التسنين؟

الرضاعة الطبيعية هي خير محفز لظهور أسنان الطفل في وقتها، حيث يحتوي حليب الأم على كل العناصر الحية الضرورية للنمو المثالي للطفل، ما علمه الطب وما لم يعلمه بعد، كما أن المجهود الذي يبذله الطفل أثناء الرضاعة الطبيعية له فائدة عظيمة لنمو الوجه والفكين بصورة سليمة، بالإضافة إلى انتظام أسنان الطفل فيما بعد.

من الضروري تعريض الطفل لضوء الشمس المباشر للحصول على عظام قوية بشكل عام. كما أن تدليك لثة الطفل باستعمال إصبع السبابة أو قطعة من القماش القطني أو الشاش المبلل بماء بارد، وذلك عدة مرات في اليوم الواحد في فترة التسنين، سوف يحفز اللثة ويساهم في تخفيف الشعور بالألم المصاحب لعملية التسنين، كما يمكنك استعمال حلقة التسنين الباردة لنفس الغرض.

يجب الابتعاد عن المراهم المسكنة التي توضع على لثة الطفل، لأن مفعولها يبقى للحظات فقط ويعود الطفل بعدها للبكاء من جديد، إلى جانب كونها تحتوي على الكحول في مجملها. كما يجب الابتعاد أيضًا عن حلقات التسنين التي تحتوي على سوائل بداخلها، نظرًا لما قد تسببه من مخاطر. عندما يبكي الطفل بحرقة في ذروة وقت التسنين، ربما يكون إعطاء الطفل جرعة محسوبة من شراب مسكن الألم ضروريًا.

كيف تجنب الطفل أمراض الربو والحساسية؟

الرضاعة الطبيعية الخالصة لمدة الستة أشهر الأولى من عمر الطفل توفر له أكبر حماية ضد أمراض الحساسية المختلفة. إحدى التفسيرات المنطقية لهذه الخاصية الفريدة للرضاعة الطبيعية هي الدور الذي يلعبه حليب الأم في تعريف أجهزة جسم الطفل بعناصر الغذاء المختلفة بشكل تدريجي وسلس للغاية، حيث يعمل مرور جزء ضئيل جدًا من الأطعمة التي تتناولها الأم إلى الطفل عن طريق الرضاعة الطبيعية على مدى عدة أشهر، على إحداث نوع من التحمل أو التساهل مع هذه المواد الغذائية، فلا يتحسس منها الطفل لاحقًا، عندما يتناولها بشكل مباشر. بالإضافة إلى ما سبق فإن النقاط التالية لها أهمية كبيرة في وقاية الطفل من الحساسية:

• ينبغي الحذر من استعمال أدوية المضادات الحيوية للطفل في السنتين الأولى من عمره، لأن ذلك يزيد من مخاطر إصابة الطفل بأمراض الربو وحساسية الأنف وحساسية الجلد.

- الابتعاد عن استخدام بودرة الأطفال وما يشبهها من مواد تنتشر في الجو فيستنشقها الطفل وتؤدي إلى حساسية الجهاز التنفسي عبر الأنف والرئتين، بالإضافة إلى حساسية العيون.

- الابتعاد عن البخور والروائح النفاذة، والابتعاد نهائيًا عن التدخين في المنزل.

- عدم اقتناء الطيور والحيوانات الأليفة في المنزل.

- عدم استعمال الصابون ومساحيق الغسيل ذات الروائح النفاذة في غسل ملابس الطفل.

كيف تجنب الطفل مرض السكري وأمراض الكلى والمسالك في المستقبل؟

يكون ذلك بالاقتصار على حليب الأم كغذاء وحيد للطفل في الستة أشهر الأولى من عمره، وعدم تناول الطفل لأي شيء آخر في هذه الفترة الهامة في تكوين عقل وجسم الطفل. إن جسم الطفل وقدرات أجهزته المختلفة قد برمجت فقط على التعامل مع حليب الأم ومكوناته، وهي في الواقع غير مؤهلة للتعامل مع الأطعمة والأشربة الأخرى في هذا الوقت بالذات. يجب أن نتذكر أن الكليتين تكون غير مكتملة النضج عند ولادة الطفل، ولا تصل إلى مرحلة النضج إلا عند عمر السنتين، وهي بذلك غير مهيأة للتعامل مع ذلك الكم الهائل من المواد الكيميائية الموجودة في المركبات المختلفة، ومنها المضادات الحيوية.

ينبغي الابتعاد عن استعمال أي مركبات كيميائية أو خلطات عشبية للطفل الرضيع حتى وإن نصحك الكثيرون بذلك، لأنها تحتوي على نسبة عالية من المواد الذائبة التي ترهق كليتي الطفل. كما ينبغي عدم استعمال السكر (بجميع أنواعه) ولا الملح للطفل قبل عمر السنة.

كيف تساعد الطفل على التواصل السليم؟
يعتبر وقت الرضاعة الطبيعية هو أثمن الأوقات في حياة الطفل الرضيع، فبجانب حصول الطفل فيه على الشراب الحيوي، وهو حليب الأم، فهو أيضًا وقت توطيد العلاقة الروحية الأبدية بين الطفل والأم، فمجرد نظر الأم في عيني طفلها أثناء الرضاعة الطبيعة ولمس أنامله يشعره بالأمان والسكينة، ويفتح له أبوابا لا تعد لإنماء الذكاء والقدرات العقلية. كما أن التحدث إلى الطفل أثناء الرضاعة بصوت هادئ وكلمات لطيفة ذات معنى جميل، يعمل على خلق مخزون لغوي كبير لدى الطفل ويساعده على الكلام المبكر والتعبير عن نفسه، والتواصل مع الآخرين في أحسن صورة.

إن خلق الفرص للطفل للبدء في التفاعل مع محيطه قد أثبت فاعليته في زيادة قدرة الطفل على التواصل والمشاركة ومن الأمثلة على خلق الفرص أن نقوم بإعطاء الطفل خيارات، عند توفرها، كي نترك له فرصة أكبر للتعبير عن ميوله، أو أن نقوم بوضع لعبة الطفل المفضلة في الرف العلوي بحيث لا يتمكن الطفل من الوصول إليها بمفرده ومن

ثم يضطر للمحادثة وطلب إنزال اللعبة، وبالمثل إذا قمنا بتقديم طبق الأكل للطفل بدون تقديم الملعقة له فنحن هنا نفتح له بابا للتواصل وطلب الملعقة التي يحتاجها لتناول طعامه.

علينا أن نعمل على اعطاء الأشياء للطفل بالتدريج، لأننا اذا اعطينا الطفل كل الاشياء التي يريدها دفعة واحدة، عندها لن نترك له المجال لأن يتواصل معنا ليطلب منا أي شيء، ولكن عندما نقدم للطفل الألعاب أو الطعام على دفعات فنحن نعطيه الفرصة ليخاطبنا ليطلب المزيد، مثلًا اذا أراد الطفل الحصول على بسكويته من الممكن أن نقسمها الى قطع صغيرة ونعطيه قطعة واحدة ثم ننتظره حتى يطلب المزيد.

مشاركة الأهل للطفل في اللعب له أكبر الأثر في حثه على التواصل المبكر، وينبغي التركيز على الألعاب التفاعلية عند اللعب مع الطفل، مثل الاختفاء أو ايجاد الأشياء المفقودة مع التوقف أثناءها قليلًا، فهذا النوع من الألعاب يشجع الطفل على طلب الاستمرار في اللعب بالكلام أو النظر أو حركات تواصل أخرى. كما أن اختيار الألعاب المناسبة للطفل في كل عمر له أهمية كبيرة في تحفيز نمو الطفل الذهني واكتساب مهارات مشاركة الآخرين وبناء الشخصية السوية.

لماذا يجب عدم استخدام ما يسمى الجلاسة أو المشاية للطفل؟

يولـد الطفـل بهيكـل عظمـي ذي طبيعـة غضروفيـة ليـنة لحمايتـه مـن الكسـور عند وقوعـه، ولهـذا السـبب لا يسـتطيع الطفـل الجلـوس عند مولـده. تـزداد صلابـة هـذا الهيكـل العظمـي بصـورة طبيعيـة تدريجيًـا حتى يصـل إلى القـوة الكافيـة التي تمكـن الطفـل مـن الجلـوس بمفـرده، وبعدهـا بفتـرة يتمكـن الطفـل مـن المشـي بمفـرده. إجبـار الطفـل علـى الجلـوس قبـل وصـول الهيكـل العظمـي إلـى القـوة والصلابـة الكافيـة المطلوبـة لذلـك قـد يسـبب أضـرارا كبيـرة للطفـل مثـل تقـوس العمـود الفقري وتشـوّه شـكل جسـم الطفـل، بالإضافة إلى مشـاكل كثيـرة أخـرى. يجب عـدم محاولـة وضـع الطفـل في وضعيـة الجلـوس حتـى يفعـل الطفـل ذلـك بنفسـه دون مسـاعدة، كمـا يجـب ألا يحـاول الأهـل وضـع الطفـل في وضعيـة الوقـوف قبـل أن يفعـل ذلـك بنفسـه. كمـا أن اسـتعجال وصـول الطفـل لمهـارة حركيـة معينـة مـن هـذه المهـارات فيـه ضـرر كبيـر علـى تطـور نمـو الطفـل العقلـي وقدراتـه الذهنيـة. يمكنـك قـراءة المزيـد في موضـوع بنـاء عقـل الطفـل.

إلى جانب كونه مرهق للطفل للغاية، فإن اسـتعمال ما يسـمى المشـاية، قـد تسـبب في أضـرار كبيـرة ومميتـة لأطفـال كثيريـن، كمـا تسـبب في عاهـات جسـدية وعقليـة دائمـة نتيجـة لحـوادث السـقوط منهـا لأسـباب مختلفـة، ولهـذه الأسـباب تمنـع بعـض الـدول المتقدمـة حتـى دخولهـا لأراضيهـا.

الفصل الثاني

تغذية الطفل

لوقُدِّر للطفل أن يختار، لطلب منك أن تبني له عقلًا وجسدًا، لا أن تبني له قصرًا، ذلك لأن حُسن بناء جسم وعقل الطفل منذ ولادته هو أثمن ما يمكن أن يقدمه الأهل للطفل على الإطلاق.

تغذية الطفل...قوة البناء

البعض دقيق جدًا حين يتعلق الأمر بالتحضير لبناء منزله، فهو يقضي وقتًا طويلًا في التعرف على التصاميم المختلفة المتوفرة، وفحص نوعية مواد البناء بعناية، لانتقاء أجودها. ثم ها هو يعهد ببناء هذا البيت المنتظر إلى ذلك المقاول الذي يثق في أنه سوف يحافظ على النسب الصحيحة لمواد البناء المستخدمة بأمانة يضمن معها قوة البناء ومتانته ومقاومته لعوامل الزمن، مع قلة حاجته للصيانة في المستقبل.

إذا كان هذا ما يستحقه منا الحجر، وهو لا روح فيه ولا حياة، أفلا يجدر بنا أن نعيد النظر في الطريقة التي نتعامل بها مع تغذية أطفالنا في بداية حياتهم؟ أليس بناء العقل والجسم في روح إنسانية ضعيفة لا تملك من أمرها شيئًا هو واجب إنساني نبيل يجب علينا أن نتعرف على أفضل الطرق للقيام به واتقانه، وأن نتعلم فنه ونعلمه؟

في الواقع إن الاهتمام بتغذية الطفل يجب أن يشمل أيضًا تلك الفترة التي يكون الطفل فيها مازال جنينًا في رحم الأم، أي قبل أن يولد، وهذا جزء هام من الألف يوم الأولى من الحياة.

الألف يوم الأولى من الحياة؟

نعم 1000 يوم! أو النافذة الزمنية الحيوية، وهي تلك الفترة الممتدة من بداية حمل المرأة بطفلها وحتى بلوغ ذلك الطفل العامين من العمر، وتكتسب هذه الفترة أهمية خاصة لما لها من تأثير دائم على حياة الطفل. فتغذية الطفل أثناء الحمل وفي السنتين الأولى من

عمره، تشكل اللبنة الأساسية لبناء مخ الطفل ونمو قدراته العقلية والذهنية بالإضافة إلى النمو الجسدي السليم وتكوين جهاز مناعي قوي. وتتوفر أدلة كثيرة وهي في ازدياد، على أن أساسيات وقواعد بناء الحالة الصحية العامة التي سوف يكون عليها الإنسان مدى حياته، بما في ذلك الإصابة بمرض السمنة وعدد من الأمراض المزمنة الأخرى، يحددها بشكل كبير ما يتناوله الطفل في هذه الألف يوم.

وقد اهتمت كل المنظمات والهيئات الصحية العالمية بوضع توصيات واضحة لتغذية الطفل في السنتين الأولى من العمر، لضمان حصول كل طفل على تغذية سليمة تبني جسده وعقله، وتضمن تطوره و نموه، وتكسبه مناعة قوية تحميه من الأمراض، وتتلخص هذه التوصيات في ضرورة اعتماد الرضاعة الطبيعية الخالصة ، أي إعطاء الطفل حليب الأم فقط لا غير، الغذاء الأوحد للطفل في الستة أشهر الأولى من عمره، وضرورة إضافة الأطعمة المكملة عند عمر الستة أشهر، مع الاستمرار في الرضاعة الطبيعية لمدة عامين كاملين.

تغذية الطفل في عامه الأول

يحتـوي حليـب الأم وحـده علـى جميـع العناصـر الغذائيـة والحيويـة اللازمـة لنمـو الطفـل الرضيـع خـلال السـتة أشـهر الأولـى مـن العمـر. ولهـذا وجـب الحـرص علـى الرضاعـة الطبيعيـة للطفـل بشـكل كامـل وخالـص وحصـري، بـدون إضافـات غذائيـة أو سـوائل أخـرى، حتـى سـن سـتة أشـهر. ثـم إدخـال الطعـام الصلـب فـي غـذاء الطفـل تدريجيًـا، عنـد عمـر السـتة أشـهر، وهـذا مـا يعـرف بالتغذيـة المكملـة.

لماذا في هذا الوقت؟

لأن فـي عمـر السـتة أشـهر تـزداد احتياجـات الطفـل مـن الطاقـة والمـواد الغذائيـة اللازمـة للنمـو والحركـة، والتـي لا يسـتطيع الحليـب وحـده تلبيتهـا، لذلـك يجـب إضافـة أطعمـة أخـرى لنظـام الطفـل الغذائـي اليومـي تكـون مكملـة لحليـب الأم والرضاعـة الطبيعيـة. كمـا أن فـي هـذا الوقـت تكـون القنـاة الهضميـة لـدى الطفـل قـد تطـورت بالقـدر الـذي يمكنهـا مـن هضـم مكونـات الأغذيـة المختلفـة. ثـم إن معظـم الأطفـال فـي عمـر السـتة أشـهر يظهـرون اسـتعدادًا فطريًـا لتنـاول الطعـام.

بعـض العلامـات التـي يسـتدل منهـا علـى اسـتعداد الطفـل لتقبـل التغذية المكملة

• قـدرة الطفـل علـى الجلـوس معتدلًا بمفـرده أو مـع دعـم بسـيط بواسـطة وسـادة أو غيرهـا.

- استقرار رأس الطفل وثباته عند الجلوس، وتحكم الطفل في حركة الرأس والعنق.
- قدرة الطفل على تحريك الطعام داخل فمه من جهة لأخرى.
- اهتمام الطفل وفضوله وقت تناول العائلة للطعام.

تعتبر مرحلة الأطعمة المكملة مرحلة هامة في تغذية الطفل، حيث يبدأ الطفل مرحلة الأكل والشرب بعد أن قضى الستة أشهر الأولى من عمره في الشرب فقط، كما أن هذه المرحلة تساهم بشكل فعال في تنمية وتطوير قدرات الطفل ليصبح كيانًا مستقلًّا، حيث ينتقل الطفل تدريجيًا من الاعتماد في التغذية على حليب الأم فقط إلى مشاركة الأسرة نظامها الغذائي المتنوع. إلا أن معرفتنا لأهمية هذه المرحلة ينبغي ألّا تجعلنا نتعامل معها بشكل مبالغ فيه. نعم، فالاهتمام بتغذية الطفل لا يحتاج إلى مهارات خاصة، أو أدوات مُكلفة، إنه يحتاج فقط لفطرة سليمة غير مشوشة، مع نيّة صادقة وإرادة قوية لتقديم الأفضل للطفل. قد يكون مغريًا لأي أم أن تستخدم لطفلها طعامًا جاهزًا حُضّر في مختبر، وذلك بسبب وفرته وندرة الوقت لديها، ولكنها سوف تغيّر رأيها بالتأكيد إذا قامت بقراءة قائمة المكونات الموجودة في ملصق التركيب الغذائي لذلك الطعام. ثم إن تحضير طعام الطفل في المنزل لا يحتاج إلى كثير من الجهد والوقت كما قد يتخيل البعض.

يجب الحرص على أن يكون ما يأكله الطفل غذاءً وليس مجرد طعام! ما الفرق؟ الطعام هو كل ما تقدمه للطفل ليأكله، بينما الغذاء هو ذلك الطعام الذي يستفيد منه الطفل ويساعد على نموه وبناء جسمه وعقله، و حتى تضمن ذلك، من الضروري اختيار المكونات الطازجة وطبخها للطفل في المنزل، كما يجب عدم إطالة مدة الطبخ، بمعنى طبخ الطعام لأقل وقت ممكن لإنضاجه، حتى لا يفقد عناصره المهمة وبالتالي يفقد قيمته الغذائية، فمعظم الفيتامينات والمعادن الموجودة في المواد الغذائية تفقد من الطعام عند طبخه لمدة طويله، وكذلك عند تركه مدة طويلة بعد تقطيعه أو هرسه، حتى ولو لم يكن مطبوخًا، كسلطة الفواكه أو مهروسها، ولهذا السبب، يجب تقديم الطعام للطفل فور تحضيره أو فور نضجه مباشرة، أو حفظ الطعام في الثلاجة مباشرة بعد طهيه وتبريده، حتى يحتفظ بقيمته الغذائية.

يولد الطفل بحاسة تذوّق سوية، دون تفضيل لطعم على آخر، وتعمل الرضاعة الطبيعية على الحفاظ على هذه الطبيعة السوية بسبب طعم حليب الأم المعتدل، وعلى الأهل الاستفادة من هذه الخاصية الفريدة، في إطعام الطفل كل ما هو صحي ومغذي، فالطفل الذي يرضع حليب الأم لن يرفض طعم الخضار الخالص الذي لم يُضَف إليه أي إضافات، لأن أحدًا لم يُفسد ذوقه الغذائي بالسكر أو الملح بعد. سوف يدهشك كيف أن الطفل الذي تغذى على حليب الأم فقط ولمدة ستة أشهر، كيف أنه يتقبل الأطعمة المكملة بكل سهولة، ويأكلها بيسر، بل إنه يحبها ويستمتع بها في الواقع.

يجب التركيـز فـي مرحلـة الأطعمـة المكملـة هـذه علـى بنـاء شهية سليمة لـدى الطفـل، مـن خـلال تقديم أطعمـة متنوعـة لـه تختلف عـن بعضها في اللون والطعم والنسيج، فإن ذلك سوف يساعده على تنمية حاسـة التذوق لديه، واتسـاع أُفقـه الغذائـي وسوف يجعله أقل عرضـة لأن يصبـح ممـن يقتصـرون فـي طعامهم علـى أنـواع قليلـة مـن الطعـام وهـو مـا يعـرف بالشخص الانتقائـي أو المدقق فـي مأكله. كمـا ينبغي الحـرص علـى أن يشـهد الطفل التجربـة الفعلية لتنـاول العائلـة للطعام، لأن تواجد الطفل حول مائدة الطعام مع العائلة حتى وإن كان لايزال يتناول طعامه الخاص، من شـأنه أن يشـجعه على تنـاول طعامه بشهية أكبر واكتسـاب مهارات وعادات غذائيـة بمجرد المراقبة والملاحظة.

لا ينبغـي أن نرغـم الطفـل علـى الأكل إذا رفـض أن يـأكل، فبعـض الأطفـال قـد يرفض الأكل لأسباب عـدة، وربمـا احتاج الطفل لبعض الوقـت كـي يتعلـم تنـاول الأطعمـة المكملـة، ويألف طعمهـا المتنوع، مما يعنـي أن الأم قـد تحتاج إلـى تكرار المحاولـة عدة مـرات وفي أوقـات مختلفـة، وإلـى تقديـم نفـس الطعـام الـذي رفضـه الطفل فـي صـور مختلفـة، قبل الوصـول إلى النتيجـة المرجـوّة، وهـذا ولا شك، يتطلب منها التحلي بالصبر والروح الإيجابية والتفاؤل بأنها قادرة على إنجاز مهمتهـا علـى أكمـل وجه.

قواعد ذهبية

• يعتبـر حليب الأم هـو الغذاء الأساسـي في السـنة الأولى مـن عمر الطفل وتأتى الأطعمـة الأخرى مكملـة للحليب وليست بديلًا عنه.

• التغذيـة المكملـة تعنى إعطـاء الطفل أطعمـه أخرى متنوعـة مـع الاستمرار في الرضاعـة الطبيعيـة.

• الرضاعـة الطبيعيـة الخالصـة لمـدة السـتة أشهر الأولى مـن عمر الطفل ضروريـة جدًا لحمايـة الطفل مـن كثيـر مـن الأمراض المزمنة في المستقبل.

• مـن الضروري أن تسـتمر الأم في الرضاعـة الطبيعيـة للطفل حتى عمـر السـنتين، للوصول للتغذيـة المُثلى.

الاستعداد لإطعام الطفل الأطعمة المكملة

تسـتطيع كل أم إطعـام طفلهـا الأطعمـة المكملـة بسـهولة ويسـر، وبدون أي تعقيدات تذكر، بعد الاطلاع على هذه الإرشادات العامة الضرورية للوصول إلى تغذية سليمة للطفل:

ينبغي تقديـم الأطعمـة المتنوعـة للطفل تدريجيًا، وبشـكل يتناسب مـع قدراته الحركية، مـع مراعاة تقديـم نـوع جديد واحد مـن الطعام للطفل في كل مـرة، وعلى مـدى ثلاثة أيـام متتالية، ومراقبـة الطفل خلال هذه الفتـرة للتأكد مـن عدم حدوث حساسـيه لهذا الطعام. تظهر الحساسية للطعام على هيئة طفح جلدي على الوجه أو في منطقة الحفاض. قد تظهر الحساسية أيضًا في صورة قيء أو إسهال. بعض أنواع الحساسية الشديدة قد تظهر على هيئة سعال أو تورم الشفتين.

يجب البدء بتقديم كمية صغيرة جدًا من الطعام للطفل، ثم العمل على زيادة الكمية بشكل تدريجي حتى تصل إلى مقدار وجبة، وأن يتم ذلك باستعمال الملعقة الصغيرة المخصصة للأطفال، ومراعاة عدم وضع الطعام في المرضعة أبدًا وتقديم الطعام المتنوع للطفل بعد الرضاعة الطبيعية، وليس قبلها.

يجب أن يكون الطعام المقدم للطفل في البداية مطحونًا أو مهروسًا بشكل كامل، ولا يحتوي على أي كتل أو قطع مهما كانت صغيرة، ثم التدرج في تقديم أطعمة ذات نسيج أصلب، حسب تطور قدرات الطفل على المضغ والبلع.

يجب عدم إضافة الملح لطعام الطفل، حتى لو بدا الطعام قليل النكهة، وذلك لعدم اكتمال نمو الكليتين في هذه المرحلة من عمر الطفل وعدم استطاعتهما التعامل الفعال مع الملح. كما يجب الحرص على عدم إضافة السكر أو بدائله لطعام الطفل.

ينبغي عدم إطعام الطفل أطعمة مصنعة جاهزة ومحفوظة، لأنها بالتصنيع تفقد الكثير من مكوناتها الغذائية الضرورية، بالإضافة إلى احتوائها على الكثير من المواد الحافظة والإضافات الكيماوية والألوان الصناعية، التي تضر الكليتين، وقد تسبب الحساسية للطفل.

يفضل تقديم الحبوب أولا، يليها الخضروات، ثم الفواكه، ثم الأطعمة الأخرى، فطعم الحبوب المعتدل وغير الحاد، سوف لن يؤثر سلبًا على تقبل الطفل للأطعمة الأخرى لاحقا.

الحبوب

تعتبر الحبوب مصدر غنى للألياف والمعادن، بالإضافة إلى السعرات الحرارية الضرورية، وهي تشمل الأرز والذرة والقمح ومشتقاته مثل السميد والبرغل، والشعير والشوفان وغيرها. يمكنك تحضير الحبوب للطفل في البيت فذلك أنسب له، حيث يتم طحن الحبوب الطبيعية كالأرز والقمح والشعير في مطحنة كهربائية صغيرة، ثم طبخها بالماء وتقديمها للطفل، وذلك لضمان خلوّها من الإضافات والمواد الحافظة الكيماوية. السميد وحبوب الذرة المجروش لا تحتاج إلى طحن قبل الاستعمال. وينبغي عدم إضافة أي شيء آخر غير الماء للحبوب عند تحضيرها في المنزل.

ويفضل تقديم وجبة الأرز للطفل في البداية لأنه سهل الهضم ولا يسبب الحساسية، ثم تقديم الذرة المجروش، للطفل بعد ثلاثة أيام من استعمال الأرز، فهو أيضًا لا يسبب الحساسية. كما يمكنك بعد ذلك تقديم السميد الأصفر، القمح، الشعير والشوفان، مع الحرص على استعمال نوع واحد من الحبوب للطفل لمدة يومين أو ثلاثة أيام، قبل تقديمها له على هيئة خليط حتى يسهل معرفة ما إذا كان لدى الطفل حساسية لأحدها.

ومن الأنسب أن تقدم الحبوب للطفل بالملعقة بعد الرضاعة الطبيعية بنصف ساعة، بحيث تكون البداية بمقدار ملعقة صغيرة مرتين يوميًا، ثم زيادة الكمية تدريجيًا حسب شهية الطفل، حتى تصل الكمية إلى نصف كوب من الحبوب المطبوخة مرتين في اليوم. ويمكنك خلط الحبوب المحضرة مع الخضروات المطبوخة المهروسة

61

لتكون وجبة متكاملة، أو خلطها مع الفواكه المهروسة وتقديمها للطفل في الصباح أو المساء كنوع من الحلو الصحي. كما يمكنك أيضًا تقديم خبز القمح الكامل، المكرونة بأنواعها، وغيرها من الحبوب الكثيرة المتوفرة بصورة تدريجية حسب عمر الطفل.

ويفضل الابتعاد عن استعمال الحبوب المصنعة الجاهزة التي تحتوي على نسبة عالية من السكر، ومطيبات الطعم والرائحة الاصطناعية، فهي قد تسبب الحساسية، وتجعل الطفل يرفض الأطعمة الأخرى عند تقديمها له لاحقا، ولكن إذا دعت الضرورة لاستعمال الحبوب المصنعة الجاهزة للطفل، فيجب التأكد على الأقل من خلوّها من السكر الذي قد يتخفى في أسماء مختلفة منها سكروز، ديكستروز، مالتوز، جلوكوز، شراب فركتوز، أو العسل.

الخضروات

تحتوي الخضروات على الكثير من الفيتامينات والمعادن والألياف، بالإضافة إلى إحتواء بعضها على الكربوهيدرات الضرورية. كما أن تنوع ألوانها وطعمها قد يغري الطفل بتناولها في بداية رحلته مع الأطعمة المكملة. يجب تقديم الخضروات للطفل مطبوخة ومهروسة جيدًا، وأسهل طريقة لعمل ذلك هي طهي الخضروات على البخار أو سلق الخضروات في قليل جدًا من الماء، لمدة كافية لإنضاجها فقط، ثم هرسها مع الماء الذي سُلقت فيه للاحتفاظ بعناصرها الغذائية. كما يجب عدم إضافة الملح أو البهارات أومساحيق الشوربة للخضروات التي يتم تحضيرها للطفل.

ومـن الضـروري اختيـار الخضـروات الناضجـة والطازجـة لتحضيـر طعام الطفل، مع مراعاة البدء بالخضروات سهلة الهضم مثل الكوسا، القرع، اليقطين، البازلاء، الذرة، والبطاطس، ثم البطاطا الحلوة، الفليفلة أو الفلفل الحلو، الملوخية والبامية. لا يفضل إطعام الطفل الشمندر أو اللفت أو السبانخ قبل عمر تسعة أشهر وذلك لاحتواء هذه الخضروات على مادة النيترات التي لا يستطيع الطفل هضمها بسهولة قبل هذه السن.

ولتنميـة حاسـة التذوّق عنـد الطفـل، ولسهولة التعرف على الحساسية الغذائيـة، يفضل إطعـام الطفل كل نوع من الخضروات على حده قبل تقديم الخضروات المخلوطة، والتي يمكن تقديمها مع الأرز أو القمح أو غيرهـا مـن الحبوب كوجبة متكاملة.

الفواكه

تعتبـر الفواكـه مصـدر هـام للفيتامينـات والمعـادن الضروريـة لنمـو الطفل على الوجه الأمثل، كمـا أن طعمهـا السـكري قـد يجعلهـا مـن الأطعمـة المفضلـة عنـد الكثير مـن الأطفـال الرضـع. في الواقع إن كثير من الأمهات يشتكين من أن الطفل لا يأكل إلا الفواكه فقط ويرفض ما عداها من طعام قد تقدمه له الأم، ولهذا السبب يفضل تقديم الفواكه للطفل بعد أن يتعود على طعم الخضروات. لا تجعل الفواكه هي أول طعـام تقدمـه للطفل، حتى لا يتعود الطفل على طعم الفواكه السكري، ويرفض الأطعمة التي تقدم لـه بعد ذلك مثل الحبوب والخضروات، على أن يتم تقديم الفواكه للطفل كل نوع على حده قبل تقديم خليط الفواكه المختلفة.

ويفضل تقديم الفواكه الطازجة للطفل دون طبخ، حتى يستفيد الطفل منها على الوجه الأكمل، لأن طبخ الفواكه يفقدها الكثير من الفيتامينات المفيدة، ولكن إن احتاج الأمر يمكن طهى الفواكه الصلبة لفترة وجيزة لعمل صلصة الفواكه التي يسهل على الطفل تناولها.

ويفضل البدء بتقديم الموز الناضج بعد هرسه باستعمال الشوكة، ثم استعمال الفواكه الأخرى مثل الدراق والخوخ والمشمش والمانجو والفراولة وغيرها، بعد هرسها في محضرة الطعام وتقديمها للطفل مباشرة بعد الهرس، حتى لا تفقد قيمتها الغذائية. مع تطور عمر الطفل يمكن هرس هذه الفواكه أيضًا بالشوكة وتقديمها للطفل. ينبغي عدم إضافة السكر للفواكه التي تقدم للطفل. بعض الفاكهة يمكن تقديمها للطفل مباشرة بواسطة كشطها بالملعقة المعدنية بعد قسمة كل حبة نصفين، مثل التفاح والكمثرى. كما يمكنك عصر حبات العنب في الملعقة مباشرة وتقديم العصير للطفل لتفادي الاختناق.

البيض

يحتوي البيض على العديد من الفيتامينات والمعادن والبروتينات عالية الجودة، والدهون الجيدة ومختلف المواد المغذية الأخرى. الحقيقة أن البيض هو أحد الأغذية الطبيعية القليلة التي تحتوي على البروتين الكامل، فهو يحتوي على الأحماض الأمينية التسعة الضرورية لبناء بروتين الجسم. ويوجد البروتين في بياض البيض،

بينما يحتوي صفار البيض على العناصر الغذائية الأخرى. يمكنك إطعام الطفل صفار البيض المسلوق والمهروس مع قليل من سائل في سن ستة أشهر، لتتأكدي من عدم وجود حساسية لصفار البيض أولاً، ثم بعد ذلك يمكنك تقديم البيض الكامل المسلوق أو المحضر بالطرق المختلفة للطفل. ويعتبر البيض من أكثر الأطعمة تأثرًا بمدة الطهي، حيث يفقد الكثير من قيمته الغذائية كلما طالت المدة، ولذلك كان من الضروري طهيه لأقصر وقت ممكن للوصول لمرحلة النضج. وجب التنبيه هنا إلى أن البيض المسلوق قد يجعل الطفل أكثر عرضة للاختناق، ولذلك يفضل هرسه قليلًا أو تقديمه مع قليل من الخضروات المهروسة أو شوربة الخضروات.

البقوليات

البقوليات مصدر جيد للبروتين والحديد النباتي، كما أنها غنية بالألياف الغذائية. يمكنك تقديم البقوليات للطفل بعد طبخها وهرسها، مثل الفاصوليا بأنواعها المختلفة واللوبياء والحمص والعدس، وغيرها.

اللحوم والدواجن والأسماك

تعتبر اللحوم مصدر ممتاز للبروتينات، كما تزود الطفل بالفيتامينات وبعض الأملاح المعدنية كالحديد والزنك. يمكنك تقديم اللحوم للطفل في الشهر التاسع من العمر، حين يكون الجهاز الكلوي لدى الطفل أكثر نضجًا واستعدادًا للتعامل مع البروتينات الحيوانية المختلفة بكفاءة.

مـن الضـروري أن يطبـخ اللحـم لدرجة النضـج التـام، ثـم يُهـرس ويقدم للطفل مـع قليل مـن الشـوربة حتـى يسـهل على الطفـل تناولـه. ويفضل البـدء بتقديـم لحـم الدجـاج والديـك الرومـي ولحـم الغنم ثـم اللحـوم الأخـرى. كمـا يمكنـك تقديـم هـذه اللحـوم مفرومـة ومطبوخـة علـى هيئـة صلصـة مـع الأرز أو المعكرونة أو غيرهـا مـن الحبـوب.

لا ينبغـي أن تقدمـي للطفـل اللحـوم البـاردة أو المدخنة مثل المرتديلا، السـلامـي، السـجق او النقانـق لأن هـذه اللحـوم تحتوي على مـادة النيترات الضـارة بصحـة الطفـل، كمـا تحتوي علـى نسـبة عاليـة مـن الدهـون والملـح والبهـارات والمـواد الحافظـة الأخـرى.

يعتبـر السـمك مـن أفضـل الأطعمـة التـي يجـب أن يحتويهـا غـذاء الطفـل، فهو يمـده بالبروتيـن والحديـد وفيتاميـن (د) والدهـون المفيدة، ويمكنـك تقديـم السـمك للطفـل عنـد عمـر السـتة أشـهر. ومـن الضروري طبـخ السـمك لمرحلـة النضـج قبـل تقديمـه للطفـل، ولكـن يجـب عـدم إطالـة مـدة الطبـخ حتـى لا يقسـو لحـم السـمك ويفقـد قيمتـه الغذائيـة. كمـا يجـب عـدم تقديـم أطعمـة تحتوي علـى أسـماك نيئـة للطفـل، لمـا قـد تحتويـه مـن طفيليـات ضـارة بالصحـة. وكذلـك الأسـماك المعلبـة والمملحـة والمدخنـة لا ينبغـي تقديمهـا للطفـل فـي هـذا العمـر.

الحليب ومشتقات الألبان

تحتـوي مشـتقات الألبـان علـى البروتيـن والكالسـيوم الضـروري لصحـة العظـام والأسـنان، ويمكـن تقديـم مشـتقات الألبـان كاملـة الدسـم مثـل الأجبـان واللبنـة واللبـن الرائـب أو الزبـادي غيـر المحـلاة للطفـل عنـد

سـن تسعة أشهر، لكن بكميات صغيرة وكجزء مـن الوجبة. ويفضل اختيار الأجبان الطرية قليلة الملح ذات الطعم المعتدل، والابتعاد عن الأجبان السائلة وصلصات الأجبان لكثرة ما تحتويه من دهون معدلة. ويجب التنبيه هنا إلى أن مشتقات الألبان قليلة الدسم ينبغي ألّا تُعطى للطفل في السنتين الأولى من عمره، وذلك لتجنب النقص الغذائي. كمـا أن حليب الأبقار، الطازج والمبستر أو المعقم، لا ينبغي أن يُقدم للطفل قبل عامـه الأول، نظرًا لاحتوائه على البروتينـات والأمـلاح المعدنية بنسبة عالية، لا يستطيع الجهاز الكلوي للطفل التعامل معها بكفاءة، بالإضافة إلى أنه قد يسبب للطفل مرض فقر الدم. لا تعطي الطفل حليب الأبقـار أو الماعز أو الإبل غير المبستر أو الذي لـم يتم تعقيمه بالغليـان أبـدًا مهمـا كان عمـر الطفل، لمـا قد يسببه لـه مـن أمراض خطيرة. كما ينبغي ألا تستعمل الحليب المكثف المحلى في أي طعـام يتناوله الطفل.

السوائل التي يمكن أن يحتاجها الطفل
كثيرًا مـا يتساءل الأهل عـن التوقيت المناسب لشرب الطفل للمـاء، البعض يتسـاءل أيضًا عـن مشروبات أخرى مختلفـة، ولذلك نورد هنا النقـاط الضرورية التي يجب مراعاتها بهذا الخصوص:
الطفـل الـذي يتغذى على حليب الأم لا يحتـاج إلـى اسـتعمال المـاء للشـرب حتى سـن سـتة أشهر، وذلك لأن حليب الأم يحتـوي على الكثير مـن المـاء في بدايـة كل رضعة لإرواء عطش الطفل ومن ثم يتحول إلى الحليب الدسم المغذي.

مع بداية ادخال الأطعمة المتنوعة إلى غذاء الطفل الذي يرضع حليب الأم، عند سن الستة أشهر، سوف يحتاج الطفل إلى ماء الشرب، ومن الأفضل أن يقدم له الماء في كوب وليس في مرضعة. والماء هو أفضل ما يمكن تقديمه للطفل لإرواء العطش بين الوجبات، ومن المهم أن يكون الماء المقدم للطفل للشرب بدرجة حرارة الغرفة، بمعنى أن تكون حرارته معتدلة ليس باردًا أو ساخنًا.

قد يحتاج الطفل الذي يستعمل التركيبات الصناعية البديلة إلى الماء بين الرضعات حتى قبل سن الستة أشهر وخاصة في الجو الحار. ومن الضروري غلي الماء لتعقيمه ثم تبريده قبل استعماله للطفل دون عمر الستة أشهر، كما يجب عدم استعمال الماء الساخن من الحنفية لتحضير طعام الطفل لأن من المحتمل أن يحتوي على مادة الرصاص السامة بالإضافة إلى الجراثيم والملوثات الأخرى.

من الضروري الامتناع عن تقديم المشروبات المحلاة بالسكر، للطفل، مثل ما يُسمى شاي الأطفال، وعصائر الفواكه الصناعية الجاهزة، والعصائر والمشروبات الغازية المختلفة. كما يجب عدم تقديم المشروبات العشبية والمستحضرات الجاهزة من الأعشاب، والخلطات للطفل.

يجب عدم تقديم مشروبات الصويا وحليب الأرز وحليب اللوز للطفل فهي لا تحل مكان الرضاعة الطبيعية، كما يجب عدم تقديم الشاي أو القهوة للطفل.

لا يحتاج الطفل لعصير الفواكه ويفضل تجنبه للأسباب الآتية:

- قد يحل محل الحليب الضروري لتغذية الطفل.
- قد يجعل الطفل يفقد شهيته للرضاعة الطبيعية أو الطعام.
- قد يسبب الإسهال إذا أُعطي للطفل بكمية كبيرة.
- يزيد من خطر الإصابة بتسوس الأسنان لاحتوائه على السكر الطبيعي.

إذا اخترت أن تقدم عصير الفواكه للطفل، من الضروري اتباع الإرشادات التالية:

- انتظر حتى يكمل الطفل العام الأول من عمره لتقديم عصير الفاكهة الطازج.
- لا تقدم العصير للطفل إلا بعد أن يكون قد تعود على مذاق الفاكهة المختلفة.
- قدم للطفل فقط عصير الفاكهة الطبيعي المحضر في البيت من فواكه طازجة.
- لا تضف السكر لعصير الفواكه المحضر في المنزل.
- يجب تخفيف العصير بمقدار مماثل من الماء في البداية.
- يفضل تقديم العصير للطفل بواسطة الكوب مباشرة.
- لا تقدم العصير للطفل في المرضعة أبدًا.
- لا تقدم العصير للطفل عند وقت النوم.
- لا تقدم للطفل أكثر من نصف كوب من العصير في اليوم.
- لا يجب أن يحل العصير محل حليب الأم أو الأطعمة الأخرى.
- من المهم أن يكون العصير المقدم للطفل بدرجة حرارة الغرفة.
- ينبغي عدم تسخين العصير حتى لا يفقد ما يحتويه من فيتامين (ج).

أهم ما يجب تذكّره

إطعام الطفل طعامًا جديدًا واحدًا على مدى ثلاثة أيام متتالية قبل تقديم نوع جديد آخر من الطعام، يجعل من السهل التأكد من عدم وجود حساسية لذلك النوع من الطعام.

الحرص على تقديم كميه صغيرة من الطعام للطفل في البداية ثم زيادة الكمية حسب شهيته، يساعد في تقبل الطفل للأطعمة المختلفة وينبغي مراعاة إشارات الجوع والشبع عند الطفل لجعل تغذيته أكثر تفاعلية.

تحضير طعام الطفل في المنزل ومن مكونات طازجة مختارة، والابتعاد عن الأطعمة المصنعة الجاهزة، يضمن للطفل تغذية سليمة خالية من الضرر.

إطعام الطفل الطعام المقطع أو المفروم أو شبه المهروس عند سن ثمانية أشهر سوف يجعله يتعود على المضغ، ويسهل عليه تقبل طعام العائلة فيما بعد.

تقديم الطعام للطفل على هيئة أصابع أو شرائح أو قطع طوليه رقيقة، ليأكلها بيديه عند عمر التسعة أشهر يجعل الطفل يشعر بالاستقلالية، كما أن تقطيع الطعام لشرائح رقيقة يساعد في الوقاية من الاختناق.

بإمكان الطفل أن يشارك في طعام العائلة حين يبلغ عامه الأول، بحيث يتناول وجبتين أو ثلاث وجبات في اليوم من لائحة طعام العائلة بالإضافة إلى الرضاعة الطبيعية، مع مراعاة أن يكون طعام العائلة متوازن من الناحية الغذائية، وقليل الإضافات الصناعية، كما يجب تقطيع الطعام للطفل إلى قطع صغيره حتى يسهل عليه مضغه وبلعه.

يجب ألا يُعطى الطفل طعام النباتيين أو طعام قليل الدسم قبل بلوغه عامين من العمر لأن الدهون تزود الطفل بجزء مهم من الطاقة الضرورية للنمو في هذه المرحلة، كما أن الدهون تلعب دورًا هامًا في نمو الجهاز العصبي المركزي للطفل الذي يشمل الدماغ والأعصاب.

لا يحتاج الطفل إلى الآيس كريم أو المشروبات الغازية أو الحلويات. هذه الأطعمة قليلة الفائدة الغذائية وتسبب تسوس الأسنان، بالإضافة إلى تعوّد الطفل على المذاق الحلو الذي قد يؤثر على مدى تقبله للغذاء المتوازن.

إجراءات السلامة في تغذية الطفل

الإشراف على الطفل والانتباه له شيء ضروري في كل الأوقات، ويكتسب الأمر أهمية خاصة أثناء تناول الطفل للطعام، فلا ينبغي أن يُترَك الطفل يأكل وحده دون وجود مرافق بالغ بالقرب منه. كما ينبغي تجنب إعطاء الطفل في هذا السن بعض الأطعمة التي من الممكن أن تسبب له الاختناق، وهي الأطعمة الصلبة الكروية التي

يمكن أن يغص بها الطفل مباشرة مثل العنب، الزيتون، المكسرات بأنواعها، الزبيب والذرة، أو تلك التي يمكن قضمها إلى قطع سميكة مثل الجزر النيئ والخيار وما شابه ذلك. على الأم أن تدرك أن الطفل حتى لو لم يكن لديه أسنان بعد فهو قد يستطيع القضم بمجرد حركة الفكين واللثة. إذا رغبت في تقديم هذه الأطعمة فيجب هرسها أو بشرها قبل تقديمها.

تأكد دائمًا من أن الطعام الذي تقدمه للطفل ليس ساخنًا لدرجة لا يتحملها الطفل، وذلك بتقليب الطعام جيدًا بالملعقة ثم لمسه بظاهر اليد قبل تقديمه للطفل. لا تستخدم الميكروويف لتسخين طعام الطفل، فالتسخين لا يتم فيه بشكل موحد ومتجانس وقد يتسبب بحروق في فم الطفل، بالإضافة إلى أن الطعام قد يفقد العديد من عناصره الغذائية.

من الضروري إتباع المعايير الصحية لسلامة الطعام عند تحضير طعام الطفل لتفادي الإصابة بالأمراض، وذلك بعدم تقديم اللحوم النيئة أو التي لم تنضج كفاية للطفل، بما في ذلك لحم الدجاج والأسماك، وكذلك البيض، وتجنب تقديم الحليب ومشتقات الألبان غير المبسترة، مع مراعاة تفادي تلوث الطعام الناضج الذي تم تحضيره من ملامسة أو مجاورة الطعام النيئ.

ينبغي عدم تقديم العسل والأطعمة المعلبة للطفل قبل عامه الأول لتفادي التسمم الغذائي بالبوتيليزم.

72

المكملات الغذائية

بالإضافة إلى التغذية السليمة التي بيناها أعلاه، قد يوصى باستعمال بعض المكملات الغذائية الضرورية في السنة الأولى من العمر والتي يحتاجها الطفل لاكتمال النمو الجسدي والعقلي. وقد يختلف نوع المكملات الغذائية ومدة استعمالها باختلاف مكان تواجد الطفل، لكنها في الغالب تشمل فيتامين (د). يعطى فيتامين (د) للطفل منذ الولادة وحتى سن السنة، لتكملة احتياجات الطفل من هذا الفيتامين المهم.

يجب الحرص على إعطاء هذه المكملات الغذائية للطفل بشكل يومي وتحت إشراف طبيب الأطفال حسب التوجيهات الصحية المسؤولة في مكان تواجد الطفل. كما يجب الحرص على أن يتعرض الطفل لضوء الشمس المباشر في الأوقات الآمنة حتى تتم الاستفادة من شراب الفيتامين الصناعي على الوجه الأكمل والتأسيس لصحة عظام الطفل بشكل طبيعي على المدى الطويل.

تغذية الطفل في عامه الثاني

الطفل في هذا العمر ليس لديه نفس القابلية للطعام التي كانت لديه في السنة الأولى، وقد تقل شهيته بشكل ملحوظ، ولا ينبغي أن يكون هذا مدعاةً للقلق من جانب الأهل، لأن الأسباب الرئيسية وراء هذا التغيير هي أن الطفل لم يعد بحاجة إلى نفس القدر من الطعام الذي كان يحتاجه خلال السنة الأولى من عمره. ثم إن هذه المرحلة هي مرحلة الاستكشاف بالنسبة للطفل، فهو مشغول بالتعرف على عالمه الخارجي بعد أن تمكن من الوقوف والمشي. بمقدور الطفل في هذا العمر أن يشارك العائلة طعامها بجدارة، ليس فقط الجلوس معها وقت تناول الوجبة. وعندما يكون طعام العائلة صحيًّا متوازنًا من الناحية الغذائية فإنه ليس على الأهل القيام بأي ترتيبات خاصة بشأن إطعام الطفل، فتناول الطفل لطعام العائلة ولكن بكمية مناسبة لعمره هو أفضل الطرق لضمان التنوع الغذائي المُستدام بصورة سلسة وطبيعية.

لا تجعل الطفل في مركز الاهتمام وقت الوجبة، فذلك قد يستهويه ويغريه بالعمل على لفت الانتباه أكثر فأكثر، وإثارة الأهل عن طريق رفض الطعام المقدم له أو رميه أو اللعب به. وضع الطعام أمام الطفل والسماح له بتناول طعامه بيديه والتغاضي عما قد ينتج عن ذلك من بعض الأضرار الجانبية البسيطة مثل اتساخ ملابسه أو الأسطح المجاورة، يعطي رسالة هامة للطفل مفادها أن تناول هذا الطعام هو مسؤوليته وحده، وأنه قادر على تحمل هذه المسؤولية بكل

سهولة ويسر. في الواقع إن المجتمعات التي اعتادت على وضع الطفل ليجلس على متر مربع من النايلون على الأرض وأمامه طبق الأكل الخاص به في وجود العائلة، تلك المجتمعات تقل فيها الشكوى من عدم تقبل الطفل للطعام بصورة مذهلة.

لا تقايض الطفل على الطعام، ولا تجعل الأكل وسيلة للمكافأة، أو للعقاب، فذلك سوف يرسل للطفل رسائل خاطئة وقد يقوّض كل ما تقوم به من أجل تناول الطفل للغذاء الصحي المتوازن. حين يستمتع الطفل بوجباته سوف يقبل على الطعام بعفوية، وسوف يتكوّن لديه سلوك غذائي سليم.

في الحقيقة أنه يمكننا أن نساعد الطفل على الاستمتاع بوجباته الغذائية بطرق بسيطة وسهلة، قد يكون أولها غلق الأجهزة المرئية والمسموعة، والأجهزة الإلكترونية الأخرى وقت تقديم الوجبة للطفل، حتى لا يتلهى الطفل عن طعامه. ثم إن تقديم الطعام بطريقة جذابة فيها من الألوان ما يستهوي الطفل سوف يجعله يقبل على الطعام ويجربه، وكذلك تقديم الطعام الجديد مع أطعمه أخرى سبق وأن تناولها الطفل وأَلِفها. لا ننسى أيضًا أن تقديم كميات صغيرة من الطعام للطفل في الوجبة الواحدة سوف يجعله يشعر بالإنجاز عند الانتهاء من طعامه.

يستمتع الطفل بوجبته أيضًا عندما يكون جائعًا، فالطفل الذي يتناول الكثير من الحليب أو العصائر سوف لن يقبل على الطعام بسبب

شعوره بالشبع، ولهذا كان ضروريًا أن يقتصر تناول الطفل للحليب على كوبين فقط في اليوم، مع الابتعاد عن العصائر والمشروبات الأخرى، والاكتفاء بالماء وحده لإرواء عطش الطفل.

من الضروري أن يتناول الطفل في هذا العمر ثلاث وجبات في اليوم تحتوي على عناصر من مجموعات الطعام الأربعة الأساسية وهي الحبوب، اللحوم، الخضروات والفواكه، والحليب ومشتقات الألبان، كما يجب أن يتناول الطفل وجبتين خفيفتين إضافيتين أو ما يعرف بالتصبيرة. تعتبر التصبيرة جزء مهم من غذاء الطفل في هذه المرحلة من العمر نظرًا لصغر حجم المعدة لديه مما يجعله في حاجه إلى وجبات صغيره بين الوجبات الرئيسية. كما أنه من المهم الاستمرار في الرضاعة الطبيعية حتى عمر السنتين أو استعمال كوبين من حليب الأبقار كامل الدسم الطازج المبستر يوميًا للطفل، يجب عدم الإفراط في تناول الحليب لأن ذلك سوف يجعل الطفل يفقد شهيته للطعام.

تعتبر الأطعمة الدهنية وكاملة الدسم ضرورية للطفل في هذه المرحلة أيضًا لأن الدهون توفر جزءًا مهمًا من الطاقة التي يحتاجها الطفل للنمو، كما أن الدهون تلعب دورًا هامًا في نمو الجهاز العصبي المركزي للطفل الذي يشمل الدماغ والأعصاب.

استعمال المـاء لـلإرواء، والحـد مـن عصيـر الفواكـه والمشـروبات
المحـلاة، وكذلك الحـد من اسـتعمال الملـح والسـكر وبدائـل السـكر
التي لا تخلو من الضرر هـي من أساسيات التغذية السـليمة، والطعام
الصحي الـذي يجب إتباعه كأسـلوب حيـاة مـن جميـع أفـراد العائلة،
وليس مـن قِبل الطفل وحده.

الفصل الثالث

الفطام

تلك التجربة العاطفية القاسية التي يمر بها الطفل في بداية حياته، والتي قد يشعر معها بالفقد والإحباط والحزن الشديد....لا شيء يمكنه أن يخفف عن الطفل وقع هذه المشاعر سوى تواصل الأم الدائم معه، والعمل على احتوائه واحتضانه، مع كثير من الرفق واللين، حتى تمر هذه الفترة الحرجة على الطفل بسلام.

الفطام... ابق حبل الود متصلا

لا شك أن فطام الرضيع هو تجربة إنسانية فريدة، وقد يكون فيها من الروحانيات ما يفوق ما فيها من علم وعلوم. أيّ علاقة قوية تلك التي توطدت بين الأم والطفل؟، أيّ صلة وأيّ رحمة تلك التي استمرت بينهما على مدى ثلاثين شهرًا؟ فقد حمل الحبل السري للجنين كل ما لذ وطاب من تغذية خالصة من خلال الأم على مدى تسعة أشهر للحمل تنقص أو تزيد قليلًا. ثم ها هي الأم تشتبك بالطفل أثناء الرضاعة الطبيعية قرابة العامين لتهديه ما يحمل الغذاء والماء والدواء والراحة والمودة والاطمئنان والحنان في آن واحد. الأمر ليس بالهيّن أبدًا، وكل أم أرضعت طفلها مدة العامين تعرف ذلك جيدًا، وليس من رأى كمن سمع.

قد تنتاب الأم مشاعر كثيرة ومتباينة عند الفطام، إلا أن الشعور الذي يسود عند الغالبية العظمى من الأمهات هو شعور بالرحمة تجاه الطفل وشعور بالحزن لما تراه من تعلق طفلها بالرضاعة الطبيعية وكذلك ما تراه في عيني الطفل من ألم وعتاب. لا بأس، يكفي تلك الأم أنها قد قامت بواجبها تجاه طفلها على أكمل وجه حتى تشعر بالراحة والرضا. ثم إن الوقت قد حان لانقطاع الطفل عن الرضاعة الطبيعية وفصاله عن ثدي الأم، ولكنه لن ينفصل عن الأم عاطفيًا ومعنويًا مدى الدهر.

ثم إن الطفل ولا شك سوف يقاوم هذا التغيير الكبير الذي يرى
أنه سوف يأخذه من ذلك الحضن الدافئ إلى بديل آخر لا حياة فيه،
مثل الكوب الخاص به، وربما يدعوه ذلك للحزن والاكتئاب كمن فقد
صديقًا عزيزًا لديه.

من الأمور الهامة وقت الفطام هو خوف الأم على الرضيع من قلة
الطعام، ذلك لأن بعض الأطفال قد يمتنع عن الأكل بشكل ملحوظ
كنوع من الاحتجاج على ما يحدث، والحزن الممزوج بالدهشة، وربما
الشعور العميق بالخذلان... نعم الخذلان، إذ كيف يُحرَم الطفل ما
مُنح له طواعية منذ مولده وعلى مدى حولين كاملين؟ في الواقع أنه لا
خوف على الطفل من سوء التغذية وقت الفطام، لأنه مع نهاية العامين
من العمر يكون الطفل قد اعتاد على تناول طعام العائلة منذ مدة
ليست بالقصيرة. سوف يأكل الطفل عندما يشعر بالجوع مهما كان
متشوقًا للرضاعة الطبيعية. ثم إن الطفل سوف يعود لينتظم في تناول
وجباته بعد يومين أو ثلاثة، فالطفل طيّع لين بالفطرة، وسوف يعود
الأمر طبيعيًا إن تعاملت الأم مع الفطام بحكمة ومودة.

لا تزيدي من شعور الطفل بالخذلان من فضلك. ابتعدي عن استخدام
سلاح الذم والترهيب أثناء الفطام. لا تخبري الطفل أن الحليب الذي
لديك رديء، أو غير جيد، أو ما شابه ذلك من أوصاف، بغرض
ابعاده عن الرضاعة. كيف تريدين من الطفل الذي عاش على ذلك
الحليب عامين من الدهر أن يقتنع الآن أنه غير صالح للاستعمال
الآدمي؟ ثم إن كان الحليب بهذا السوء لِم سمحتِ له بتناوله؟ ألستِ

أنتِ الأم الرؤوم التي كان ينبغي أن تحميه وأن تقدمي له الأفضل طوال تلك الفترة؟ هذه التساؤلات أتخيلها على لسان الطفل بالطبع.

البعض الآخر من الأمهات الكريمات يلجأن إلى وضع مادة مرة المذاق على الثدي، حتى إذا حاول الطفل الرضاعة تذوّق طعم العلقم وترك الرضاعة على الثدي، أو هكذا يأملْن. أي رسالة قاسية تلك التي نرسلها للطفل هنا؟ إن ذلك سوف يجعله يفقد الثقة في كل شيء حوله تقريبًا. فها هو ذلك المنهل العذب الذي طالما روى عطشه، وآواه، يتنكر له بين عشية وضحاها ويُظهر له الوجه الآخر، وجه غير جميل بالطبع. كيف ندفع الطفل إلى فقدان ثقته بنا بعد تعب سنتين في بناء تلك الثقة؟ لِم تُنتزَع ذكريات الطفل الجميلة منه بهذه الطريقة التي لا تخلو من قسوة؟ فالطفل ما جاء لثدي الأم إلا بحثًا عما اعتاد على أن يجده عنده من غذاء وأمان ورحمة وعطف وشيء من حنان. لا ينبغي أن نسلب كل ذلك من الطفل فجأة، رحمة بالطفل. ليس عليك تغيير الحقائق لتبعدي الطفل عن الثدي، فقط حاولي إعادة صياغة الحقيقة وغلفيها في شيء من الرحمة، ثم ردديها على مسامع الطفل، فهذا كل ما تحتاجينه لإيصال رسالتك... الحقيقة فقط.

قد تستغرب الأم أن أطلب منها التحدث إلى الطفل، نعم، ليطمئن الجميع هنا، فالطفل قادر بالفعل على أن يفهم الأم مهما كان عمره. ثم إن الطفل في عمر السنتين سوف يطلب من الأم أن ترضعه، ربما بالكلام أو بالإشارة، وسوف يلحّ في ذلك في الواقع، وهذا هو أنسب الأوقات للتحدث للطفل بكل عقلانية وهدوء ومنطق.

يكفي أن تقول الأم للطفل أن المدة المسموح بها للرضاعة الطبيعية قد انتهت، وأن الطفل قد صار كبيرًا الآن ويستطيع أن يشرب الحليب العادي الذي يتناوله الكبار، وفي نفس الوقت تقوم بإحضار كوب من الحليب للطفل وكوب من الحليب لها وتشرب أمام الطفل وتطلب منه أنه يشرب من الكوب الخاص به، قد تطلب الأم من الطفل أيضًا أن يحاول أن يسقيها القليل من الحليب من الكوب الخاص به ثم تثني عليه وتخبره أنه قد صار كبيرًا وقادرًا بالفعل. كما أنه قد يعجب الطفل ويسليه أن تطلب منه الأم أن يملأ لها كوب الحليب الخاص بها من زجاجة الحليب، التي يجب أن تحتوي على قليل فقط من الحليب حتى يسهل عليه حملها وأن تساعده الأم في ذلك بالطبع، ثم تصفق له بحرارة لتشعره بالإنجاز ولتمحو مشاعر الإحباط التي قد تنتابه بسبب عدم تمكنه من الحصول على مبتغاه وهو الرضاعة الطبيعية.

ثم إن الفطام يجب أن يكون على مراحل، وينبغي على الأم مراعاة التدرج في إنقاص عدد الرضعات الطبيعية حتى تصل إلى إيقافها بالكامل، ويحتاج ذلك من أربعة إلى ثمانية أسابيع تقريبًا لإتمام عملية الفطام. ومن الأنسب أن تقوم الأم بإلغاء رضعة واحدة في اليوم كل أسبوع، ويمكنها أن تبدأ بإلغاء رضعة الظهيرة أولا، ثم تتجه إلى الرضعات الأخرى من النهار أو الليل، فالأم التي ترضع طفلها ثمان رضعات طبيعية في اليوم سوف تحتاج إلى ثمانية أسابيع حتى توقف الرضاعة.

التعويض والإلهاء هو أفضل أسلوب يمكن إتباعه أثناء فطام الطفل. تعويض الطفل عن الرضاعة الطبيعية في وقتها المفترض، بأشياء أخرى مثل الحليب أو الماء أو وجبة خفيفة سوف يجعل الطفل لا يشعر بذلك الفقد الكبير. ولكن يجب الانتباه هنا إلى عدم زيادة استعمال الحليب عن الكمية المسموح بها في اليوم حتى لا يفقد الطفل شهيته للطعام، وتعويض الطفل بالماء فقط أثناء الليل للحفاظ على أسنانه من التلف. يمكنك أيضًا تعويض الطفل وإلهائه عن الرضاعة باللعب معه بلعبته المفضلة، أو القراءة له، أو مرافقته في نزهة خارج المنزل، أو مجرد التحدث إليه بطريقة مسلية وممازحته، بما تعلم كل أم أنه يروّح عن نفس طفلها.

إن أفضل أنواع التعويض على الإطلاق هو تخصيص الأم وقتا كافيًا لاحتضان الطفل وضمه إلى صدرها، والحنوّ عليه، والتحدث إليه برفق، وقد يصاحب ذلك قراءة كتاب له أو مجرد الجلوس مع الطفل في كرسي هزّاز أو أرجوحة والاستمتاع بلحظات تتجلى فيها الأمومة الخالصة. إذا كان خلود الطفل للنوم مرتبطًا بالرضاعة، فإنه من الأهمية بمكان خلق عادة أخرى للطفل قبل وقت الفطام مثل معانقة الطفل والمسح على رأسه بحنان أو التربيت على ظهره بلطف.

من المهم أن ندرك أن الرضاعة الطبيعية لا تزوّد الطفل بالغذاء فقط، فقرب الطفل من الأم وقت الرضاعة يزوده بالراحة والأمان وسكون النفس وصفاء الذهن وقوة العاطفة. ولهذا فإن الأم التي لم

تعد ترضع طفلها مازال باستطاعتها إنماء وإثراء العاطفة لديه عن طريق زيادة التواصل البصري واللفظي بينها وبين الطفل، لتزويده بما اعتاد الحصول عليه نفسيًّا من الأمان العاطفي أثناء الرضاعة، مع قضاء وقت ممتع في أنشطة ثنائية تكون محفزة للطفل عاطفيًّا وفي نفس الوقت تساعد الأم في إتمام عملية الفطام.

لا تجمعي بين الفطام وبين نوم الطفل في غرفة منفصلة عنك في نفس الوقت. من الضروري أن تكوني قريبة من الطفل في هذه الفترة الحساسة من عمره لتلبية احتياجاته العاطفية والنفسية التي لا تنتهي بانتهاء الرضاعة الطبيعية. إذا كنت قد قررت نقل الطفل لينام في غرفة أخرى غير غرفتك فالأنسب أن تؤجلي ذلك حتى تمر مرحلة الفطام بهدوء وسلام. لا تسترجعي كل الامتيازات التي كنتِ قد وهبتها للطفل دفعة واحدة فتزيدي من شعوره بالقسوة وبأنك قد خذلتيه مرتين. من المهم جدًا أن يشعر الطفل أنك ما زلت قريبة منه وأن كل شيء مازال كما هو، إلا أنه قد كبر وصار يعتمد على نفسه في شرب الحليب مثل الكبار.

الفصل الرابع

بناء عقل الطفل

لا شيء في الدنيا، يُدخِل السـرور إلى قلب الأبوين ويبهـج روحيهما مثل حوار هانئ مـع طفلهمـا الصغير...ذلك الذكي اللمـاح متوقـد الذهن.

بناء عقل الطفل... اللعب بالكلمات

تعتبر السنوات الأولى من عمر الطفل في غاية الأهمية فيما يخص نموّه وصحته فيما بعد. أحد أهم الأسباب لذلك هو نمو الدماغ بشكل متسارع بداية من قبل الولادة واستمراره في النمو حتى سنوات الطفولة المبكرة. وعلى الرغم من أن الدماغ سوف يستمر في التطور والتغيّر حتى مرحلة البلوغ، إلا أن السنوات الأولى من عمر الطفل هي التي تبني الأساس للتعلم والصحة والنجاح في المستقبل.

تعتمد كيفية نمو الدماغ بشكل سليم على عدة عوامل أساسية هي الجينات الوراثية والتغذية السليمة التي يجب أن تبدأ أثناء فترة الحمل والوقاية من التعرض للأمراض والسموم، بالإضافة إلى تجارب الطفل مع الناس الآخرين والعالم. ولذلك فإن تقديم الرعاية السليمة للطفل قبل ولادته وخلال سنوات الطفولة سوف يضمن نمو دماغ الطفل وقدراته الذهنية بشكل سليم.

لو علمت الأم مدى أهمية أحداث السنة الأولى من عمر طفلها في تنشئته الذهنية وتشكيل حياته المستقبلية لاختارت البقاء قرب طفلها لا تجعله يغيب عن عينها لحظة واحدة.

ينمو دماغ الطفل في السنة الأولى من العمر بوتيرة أسرع بكثير من نموه في أي مرحلة عمرية أخرى، وتعتبر هذه الفترة جوهرية

ومفصلية في عملية التعلّم، حيث أن التحفيز الصحيح للأطفال الرضع له دور كبير في السلوك الإيجابي لهؤلاء الأطفال وتفوقهم في القراءة والمقدرة على التعلم عند التحاقهم بالمدرسة، بالإضافة إلى تمتعهم بمستوى أعلى من الثقة بالنفس ومهارات التواصل والانخراط في الحياة الاجتماعية. خلال السنة الأولى ينمو الدماغ بشكل كبير وملحوظ، حيث يصبح حجم دماغ الطفل عند عمر الثلاثة أشهر مساويًا لنصف حجم دماغ الإنسان البالغ.

في الحقيقة هناك إمكانية نمو هائل ومثير في الدماغ في هذه الفترة المبكرة، إذا توفرت للطفل فرص المرور بتجربة التعلّم واستعمال الدماغ. فالدماغ البشري ينمو عن طريق الاستعمال، وخلال السنة الأولى من العمر تتكون مليارات الخلايا العصبية الجديدة في الدماغ، كما تتكون مئات التريليونات من التوصيلات والروابط العصبية بين هذه الخلايا، وتكون هذه التوصيلات في قمتها عند عمر السنة، ويصاحب نمو الدماغ عملية تقنين مستمرة، تشبه عملية تقليم النباتات، حيث يتم التخلص من الخلايا العصبية والروابط والتوصيلات التي لم تُستعمل، ويُحتفظ فقط بتلك التي يستعملها الطفل. وقد وُجد بما لا يدع مجالا للشك بأن التوصيلات والروابط العصبية المختصة بعملية التعلم في الدماغ يتم تكوينها ووضع أساساتها خلال هذه المرحلة المبكرة ويتوقف عليها نجاح الطفل وتفوقه في الدراسة فيما بعد.

عمليًا يكتمل هذا النمو عند عمر الست سنوات، وهذا لا يعني أننا لا يمكننا التعلم بعد هذا العمر، لكنه يعني أن نوعية التعليم المتاحة لنا سوف تعتمد بشكل جوهري على الأساس الذي اكتسبناه في سنوات عمرنا الأولى. أي أن الفرق في القدرة على التعلم بين شخص وآخر يعتمد أساسًا على الفرق في عدد الخلايا والتوصيلات والروابط العصبية التي تكونت وخُزّنت في دماغ كل منهما في السنة الأولى من عمره.

كيف يمكننا مساعدة الرضيع على استخدام الدماغ للوصول إلى طفل ذكي؟

أهم التجارب التي تحفز التعلم عند الرضع هي التجارب الحركية، فدماغ الطفل ينمو من خلال الحركة، وتزويد الطفل بتجربة حركية سليمة بشكل يومي منذ الشهور الأولى من عمره، له تأثير إيجابي كبير جدًا على نمو الدماغ والجهاز العصبي. كما أن الأنشطة الحركية الممتعة والتي تجري في جو تسوده المودة والألفة تعمل على تحفيز النمو الذهني والفكري والعاطفي للطفل كما تعمل على تحفيز نموه البدني، وتضع بذلك أساسًا متينًا لبناء مستقبله التعليمي والصحي والاجتماعي المزدهر.

من المبهج أن ندرك هنا أن التجربة الحركية السليمة والمبكرة سهلة وطبيعية وممتعة في نفس الوقت، ويستطيع كل أب أو أم توفيرها للطفل، فالوالدان هما المعلم الأول والأهم والأفضل في حياة الطفل.

كما أن الأطفال يولدون بميل فطري للحركة، ويتطور نموهم خلال تسلسل وتتابع من المعالم البدنية خطوة بخطوة، من تقلب وجلوس وحبو ومشي، وغيره، تزودهم كل مرحلة من هذه المراحل المحسوبة بعناية بالمهارات اللازمة للمرحلة القادمة من تطور النمو. وترتبط هذه المعالم البدنية ارتباطًا وثيقًا بمراحل تطور نمو الدماغ. فبالإضافة إلى تطور النمو الحركي هذا، هناك أيضًا تطور للنمو في مناطق الدماغ الأخرى التي تعدّ الطفل للتعلم المستقبلي.

من الأهمية بمكان هنا التأكيد على ألّا نستعجل الطفل خلال هذه العملية من تطور النمو، فالدماغ يحتاج إلى الوقت الكافي والتجربة والتدريب ليكون قادرًا على الاحتفاظ بكل مهارة جديدة بصورة فعالة، ونوعية التجربة الحركية في كل مرحلة هي التي سوف تحدد مقدار نمو الدماغ وكيفيته، بمعنى أن نترك الطفل يعلن بنفسه عن إنجازاته الحركية، فهو مثلًا سوف يجلس لوحده عندما تقوى عظامه وعضلاته على فعل ذلك، لا يجب أن نستعجله ونحاول إجلاسه قبل أوانه، لما في ذلك من مضار كبيرة ليس فقط على جسم الطفل وقوته بل على نمو الدماغ أيضًا.

يجب التركيز في التجربة الحركية للطفل على خلق فرصة الحركة أمام الطفل لتشجيعه على القيام بها، ولكن ليس مساعدته في القيام بها، أو استعمال الطفل للقيام بها. لا يحتاج توفير تجربة حركية للطفل إلى قدرات خاصة ومعدات مكلفة، كل ما يحتاجه هو ترك الطفل حرًا

طليقًا على فراش نظيف على الأرض في مكان آمن، في حضور الأم أو مرافق أمين آخر، بالإضافة إلى مجموعة من الألعاب البلاستيكية الخفيفة الملونة.

من التجارب الحركية التي يمكن توفيرها للطفل في عمر أقل من ستة أشهر وبسهولة هي تحريك أشياء ملونة أمام عيني الطفل الذي سوف يتبعها بناظريه ويحاول الإمساك بها. كما أن وضع الطفل على بطنه على فراش بسيط على الأرض عدة مرات في اليوم في وجود الأم، ولفترة وجيزة، سوف يشجعه على الحركة. بالإضافة إلى استعمال ألعاب الأطفال المعتمدة المخصصة للطفل في مثل هذا العمر.

التجارب الحركية التي يمكن خلقها للطفل في عمر ستة أشهر إلى عمر السنة كثيرة جدًا ومتنوعة، وترتكز في أغلبها على خلق حافز للطفل على الحركة وتركه يقوم بتلك الحركة حسب قدراته الذاتية. يكفي أن تضع أمام الطفل الجالس مجموعة كرات ملونة خفيفة تكون بعيدة عنه قليلًا لتشجعه على الوصول إليها. كما أن مجرد إمساك الطفل بملعقة خشبية والنقر بها على وعاء من البلاستيك المغلق سوف يوفر له تجربة حركية فريدة. حين تضع الطفل على بطنه وتضع مجموعة من الألعاب الملونة أمامه تكون في نفس الوقت على بعد مسافة منه، فإن ذلك سوف يشجع الطفل على الحبو نحو تلك الألعاب.

أجلس الطفل الذي يستطيع الجلوس بالقرب من الكنبة فهذا سوف يشجعه على الوقوف بالاستناد إلى الأثاث ومن ثم سوف يشجعه على المشي. لا يجب استخدام الأجهزة التي تجبر الطفل على الجلوس أو المشي أو ما يسمى الجلاسة والمشاية. شجع الطفل على تنمية الحركة الدقيقة من خلال وضع ألعاب صغيرة الحجم يمكن أن يلتقطها بأصابعه ويضعها في صندوق أو وعاء بلاستيكي، وذلك عند عمر التسعة أشهر. النظر في كتاب ملون ومشاهدة الصور المختلفة في هذا العمر يثري تجربة الطفل أيضًا، كما سوف يثريها استعمال ألعاب الأطفال المعتمدة المخصصة للطفل في هذا العمر.

من الضروري أن ندرك هنا أن كل المعدات المستخدمة للطفل مثل الكرسي العالي المخصص للأكل، عربة الأطفال، قفص اللعب، بالإضافة إلى سرير الطفل، كل هذه الأدوات تحدّ من حركة الطفل ونشاطه بشكل كبير، ويجب استخدامها فقط عندما تكون ضرورية للغاية، ولوقت قصير جدًا في كل مرة.

إلى جانب التجربة الحركية المحفزة يحتاج الدماغ أيضًا للتحفيز النفسي لينمو ويزدهر. ويعتبر تعهد الطفل بالرعاية والحماية والاستجابة لاحتياجاته النفسية والجسدية هو لبنة الأساس لنمو صحي للدماغ، كما أن التجارب الإيجابية أو السلبية التي يمر بها الطفل تساهم أيضًا في تشكيل نمو دماغ الطفل، وقد تبقى آثارها مدى الحياة.

وبما أن الكيفية التي ينمو بها الدماغ تتأثر بشكل كبير بتجارب الطفل وتفاعله مع الآخرين فإنه من الضروري الحرص على تقديم رعاية شاملة للطفل، توفر له غذاء العقل والجسم معًا لضمان نمو الدماغ وتطوره، ذلك لأن الطفل ينمو ويتعلم بصورة أفضل في بيئة آمنة تتوفر فيها الكثير من فرص اللعب والاستكشاف بمنأى عن الإهمال أو الضغط النفسي المزمن. فتواجد الأهل حول الطفل دائمًا والتفاعل اليومي معه، وإسماعه كلمات وعبارات إيجابية من شأنه أن يبث فيه النشاط ويعمل على تحفيز نموه الجسدي والعقلي والذهني.

بمقدور كل من يرعى الطفل أن يساهم بشكل فعّال في نمو دماغ الطفل بشكل سليم عن طريق التحدث للطفل، واللعب معه، والعناية به، مع الأخذ في الاعتبار مهارات الطفل وميوله ورغباته. ومن أهم فوائد اللعب الذهنية للطفل هي تدريب العقل على التركيز وتنمية قدرة الخيال والقدرة على التجريب والاستنتاج، وهذه كلها تعد من عوامل تحفيز العقل مما يجعل الطفل أكثر ذكاءً وفطنة. كما أن رعاية الطفل والاهتمام به وتفهم احتياجاته العاطفية والذهنية والجسدية والاستجابة لها يساعد على حماية دماغ الطفل من الضغوطات العصبية والقلق والتوتر.

ويعتبر التحدث مع الأطفال والقراءة لهم وتزويدهم بالكتب والقصص من أهم العوامل التي تساعدهم على تقوية المهارات اللغوية ومهارات التواصل الاجتماعي الضرورية في رحلة التعلم والنجاح الدراسي في كل مراحل حياتهم. وللقراءة أهمية كبيرة في

تنمية قدرات الطفل الدماغية، فالقراءة للطفل في سن مبكرة جدًا، تزيد من مخزون مفردات اللغة لديه، وبالتالي تنمّي الذكاء اللغوي لدى الطفل مهما كان عمره. ويعمل توفير الكثير من الكتب المصورة للطفل وتصفحها معه أو قراءتها له بشكل يومي على تقديم العالم الكبير للطفل من خلال الكتب ثم إن القراءة تفتح للطفل المجال واسعًا لمعرفة أشياء كثيرة قد لا تكون موجودة في البيئة المحيطة به.

ولكن في الوقت الذي يعمل فيه التحدث مع الطفل والقراءة واللعب على تحفيز نمو الدماغ بشكل سليم، فإن التعرض للضغوطات والصدمات النفسية يؤدي إلى تأثيرات سلبية طويلة الأمد على نمو دماغ الطفل، حيث يعمل التوتر والضغط العصبي على تغيير هرمونات الجسم لدى الطفل، التي من شأنها أن تؤثر على نموه العقلي والذهني، وقد تسبب له الكثير من الأمراض النفسية والعصبية. ولهذا كان من الضروري الحرص على تعهد الطفل بالرعاية والاهتمام في سنوات طفولته الأولى في بيئة آمنة، خالية من التوتر، مستقرة ومحفزة، حتى نتمكن من تنشئة إنسان سويّ وذكي وناجح.

علينا ألا نغفل أيضًا عن الدور الكبير والمهم الذي تلعبه التغذية السليمة في تنمية ذكاء الطفل وقدراته العقلية والذهنية، إلى جانب قدراته الجسدية التي قد تكون أكثر ظهورًا للعيان. يعتبر حليب الأم هو أكثر الأغذية قدرةً على تنمية ذكاء الطفل على الإطلاق، إذ يحتوي على كل العناصر اللازمة لنمو وتطور الدماغ بصورة مذهلة، ولذلك فإنه من واجب الأم أن تزود الطفل بالرضاعة الطبيعية لمدة العامين

الأولى من عمره والتي هي فترة جوهرية في تطور نمو الدماغ والذكاء لدى الطفل. ثم إن هناك من الأغذية ما يتمتع بشهرة واسعة في زيادة ذكاء الطفل مثل البيض والمكسرات وخاصة اللوز والفول السوداني، والأسماك وخاصة سمك التونة والسلمون، واللبن الرائب والبقوليات. ويمكنك البدء في استعمال ملعقة صغيرة من اللوز المطحون للطفل في اليوم من عمر الستة أشهر، عن طريق خلطها مع طبق الحبوب أو الخضروات أو الفواكه. كما يجب الاهتمام بتنوع غذاء الطفل على الدوام ومنذ بداية استعمال الأطعمة المكملة وتفادي الإصابة بفقر الدم الناتج عن نقص الحديد، والذي قد يحد من النمو السليم للدماغ وبالتالي يحد من القدرات الذهنية للطفل.

كما أن إبعاد الطفل عن التعرض للسموم التي قد توجد في صور مختلفة كالمواد الحافظة والمواد الملونة في الأطعمة الجاهزة المعلبة والمحفوظة أو المركبات الكيميائية، أو على هيئة أدوية قد لا يحتاجها الطفل، والحرص على أن يقضي الطفل وقتًا كافيًا في الهواء الطلق ومع الطبيعة، وعدم تعرضه للأجهزة الإلكترونية المختلفة من سن مبكرة، كل هذه العوامل لها أهمية كبرى في الحفاظ على عقل الطفل النامي من الضرر، وتهيئة الفرصة المناسبة له لنمو صحي وسليم. وبصورة مبسطة جدًا نقول أن تنشئة الطفل في أسرة مستقرة تمنحه الحب والاهتمام وتبعده عن التوتر وتسمح له بالكثير من الحركة واللعب والقراءة مع الاهتمام بنوعية الغذاء، كفيلة بأن تهدينا طفلًا ذكيًا لماحًا، ناجحاً وسعيدًا.

الفصل الخامس

الاعتناء بالطفل وقت المرض

في البدء كانت الكلمة، قول فلسفي شهير، وأنا أقول في البدء كانت الصحة، بمعنى أن الفطرة السليمة هي أن يكون الإنسان طفلًا أو كهلًا أو ما بينهما سليمًا معافى، لا يحتاج إلى تدخل من الطب وأهله، إلا فيما ندر.

قد يذهلك في الواقع عدم معرفة الكثيرين لهذه الحقيقة، أو تناسيهم لها، على أحسن تقدير، حيث يتهافت الناس على الصيدليات، والمراكز الصحية والمستشفيات بشكل يدعو للدهشة، وللتوقف والتأمل!

الاعتناء بالطفل وقت المرض...إحياء بالماء

لا يحتاج الطفل المريض إلى الكثير من الأدوية بقدر ما يحتاج إلى الكثير من الاعتناء والرفق حتى تمرّ عليه فترة المرض بسلام نفسي وجسدي. الاعتناء بالطفل المريض هو في الواقع فن رفيع يغلب عليه طابع الرحمة والإنسانية، ويجب أن تتقنه كل أم.

ينبغي على الأم ألّا تدفعها رغبتها في أن يشفى طفلها بسرعة إلى الركض وراء الأدوية، ظنًا منها أن فيها الخلاص الوحيد للطفل وأن مفعولها سحري وسريع، فتزيد بذلك من معاناة الطفل دون أن تدري. إن ما ينتاب الطفل من خوف وهلع عند مجرد رؤيته لملعقة الدواء تقترب منه، كفيل بأن يجعلك تعيد النظر في تقديم تلك الأدوية له، بدون ضرورة قصوى. لا يجب أن تنهك جسم الطفل المريض في التعامل مع أدوية قد لا تفيد في شيء، لأن هذه الأمراض في مجملها فيروسية، وهي لا تحتاج لعلاج يذكر. بل إن بعض هذه الأدوية قد يُطيل فترة مرض الطفل ويؤخر شفاءه، وبعضها الآخر له من الأضرار الجانبية ما يفوق ضرر المرض نفسه بكثير، مثل أدوية القيء والإسهال على سبيل المثال.

ثم إن الكثير من الناس يغفل عن حقيقة أن كل الأدوية ما هي إلا سموم في الواقع...نعم، كل الأدوية هي سموم يتم استعمالها فقط عندما يحتاج إليها المريض، وعندما يكون لها فائدة، وعندما تفوق

الفائدة منها المخاطر التي قد تنتج من وراء ذلك الاستعمال، بمعنى أن تكون فائدتها أكبر بكثير من مضارها. لو فطن الناس لهذه الحقيقة الهامة لأصبحت حياتهم الصحية أفضل بمراحل كثيرة. ثم تأتي الحقيقة الثانية وهي أن كل الأدوية تقريبًا التي يتناولها الإنسان تحتاج إلى تفكيك وترتيب وتركيب داخل الجسم حتى تكون فعالة، وهذا يرهق أجهزة الجسم بشكل كبير، ويشغلها عن القيام بدورها الطبيعي الذي يجب أن تقوم به وقت المرض، وهو الدفاع عن الجسم وإعادة ترميمه من الداخل بصورة ذاتية لا تخلو من إعجاز. يعتبر توفير أفضل الظروف الملائمة لعمل الجهاز المناعي لدى الطفل، وعدم إشغاله بما لا فائدة منه هو العامل الأساسي في سرعة شفاء الطفل من مرضه، واستعادته لصحته ونشاطه.

كيف يمكنك مساعدة جهاز المناعة أثناء المرض؟

توفير الراحة النفسية والجسدية للطفل بأبسط السبل هي أفضل ما يمكن أن نقوم به لمساعدة أجهزة الجسم المختلفة وخاصة تلك التي تقوم بدور كبير في الدفاع عن الطفل ضد المرض. ويفضل العناية بالطفل في جو هادئ، قليل الضجة والأضواء، وأن تتمحور خدمة الطفل في هذه المرحلة حول السيطرة على الحمى، وتزويد الطفل بالسوائل بسخاء وحكمة. وتعتبر السيطرة على الحمى واحدة من أولويات رعاية الطفل، ويمكنك معرفة كل شيء عن ذلك بقراءة موضوع الحمى.

أما عن السوائل، فإن الطفل المريض تقل شهيته للطعام بشكل ملحوظ، بل قد يمتنع بعض الأطفال عن تناول أي طعام، ويدير الطفل وجه بعيدًا عند تقديم الطعام إليه، وكأنه يتفادى حتى مجرد النظر إلى الطعام، ناهيك عن تناوله، وذلك لأن الفيروس عادةً ما يُحدث لدى الطفل غثيانًا واستعدادًا للقيء. كما أن بعض الأمراض يصاحبها بالفعل قيء واسهال. ولذلك كان من الضروري تقديم سوائل سهلة الهضم للطفل حتى لا يصاب بالجفاف، وعدم إجباره على تناول الطعام إن كان لا يرغب في ذلك. من الضروري أيضًا أن تقدم هذه السوائل للطفل بكميات قليلة على فترات متقاربة لأن المعدة تكون متعبة ولا تستطيع استيعاب الكميات الكبيرة من السوائل دفعة واحدة.

يجب أن ينتبه الأهل الى أن الماء ضروري جدًا لإرواء الطفل، ولكنه لا يكفي وحده، ينبغي أن تحتوي السوائل التي يتناولها الطفل المريض على الأملاح المعدنية الضرورية لتشغيل الجهاز المناعي على أكمل وجه. ثم إن السوائل تعتبر ضرورية أيضًا للتخلص من الحمى.

ما هي نوعية السوائل التي يمكن تقديمها للطفل المريض؟

حليب الأم هو أفضل السوائل التي يمكن تقديمها للطفل المريض على الإطلاق، نظرًا لما يحتويه من مواد حيوية ذات فائدة كبيرة في التعافي من المرض المسبب للحمى، وهو يكفي لوحده لتلبية كل احتياجات الطفل الغذائية والدفاعية في هذه الفترة العصيبة، فترة المرض. ولذلك يجب الإكثار من الرضاعة الطبيعية وقت الحمى.

حتى في وجود القيء عند الطفل، يبقى حليب الأم هو ألطف السوائل على معدة الطفل، وأكثرها فائدة له، مع مراعاة الاعتدال، والعمل على جعل الرضعة قصيرة المدة، وعلى فترات متقاربة.

ومن السوائل الأخرى المفيدة للطفل وقت المرض، والتي يمكن للأم استعمالها للطفل بعد عمر التسعة أشهر، شوربة الدجاج العلاجية، حساء طحين الشعير العلاجي، ماء التفاح الأصفر الطازج، ماء الكمثرى الطازج، ماء الفواكه الطازج، ومنقوع البابونج الدافئ.

لقد تم اختيار هذه الفواكه بشكل خاص لأن طعمها معتدل وليس لها رائحة نفاذة مما يجعل من السهل على الطفل تقبلها، بالإضافة إلى احتوائها على كمية مناسبة من الأملاح المعدنية الضرورية للجسم للقيام بوظائفه الحيوية. ويحضر ماء الفاكهة الطازج بضرب الفاكهة المقشرة، والمزال بذورها، في الخلاط الكهربائي مع الماء وبعض نقط من ماء الزهر، وتعطى للطفل كما هي وفي الحال. لا ينبغي أن يضاف السكر إلى ماء الفاكهة، كما أنه من الأفضل تقديمه للطفل دون أن يُصفى، لأنه بذلك يحتفظ بكل الألياف الموجودة في الفاكهة. ولكن إذا لزم الأمر يمكن تصفية الخليط قبل تقديمه للطفل، خاصة عند إصابة الطفل بالغثيان أو القيء.

ويحضر منقوع البابونج بصب الماء الذي يغلي على أزهار البابونج الجافة وتغطية الإناء وتركها مدة خمس دقائق. تصفى بعدها ويضاف إليها القليل من العسل وتقدم للطفل بمعدل ربع كوب مرتين في اليوم.

يمكنك دائمًا اللجوء إلى تقديم محلول الإرواء للطفل والذي يُعرف أيضًا بمحلول معالجة الجفاف، وخاصة حين يرفض الطفل تناول السوائل الأخرى، ولكن يفضل استعمال محلول الإرواء الذي لا لون له ولا رائحة وذلك لزيادة فرص تقبل الطفل له أثناء المرض.

ليس الطعام ممنوعًا على الطفل في وقت المرض، ولكن إذا لم يرغب الطفل في الأكل فلا تجبره على ذلك، ولا ينبغي أن تشعر بالقلق، فقط عليك الاستمرار في تقديم السوائل للطفل حتى تعود إليه شهيته، وعندها سوف يطلب منك أن تحضر له الطعام لأنه يريد أن يأكل.

يجب أن يدرك كل من يرعى طفلًا أن الجانب النفسي يلعب دورًا هامًا في الشفاء من جميع الأمراض، وأن الراحة النفسية والشعور بالبهجة تُعدّ من أهم المنشطات لجهاز المناعة لدى الطفل والكبير على حد سواء. لا تبخل على الطفل بإدخال السرور إلى قلبه في فترة مرضه، والترفيه عنه، وقضاء وقت إلى جانبه لتسليته واللعب معه والترويح عن نفسه.

الفصل السادس

الحمّى

الأمومـة رسـالة سـامية، لا كلمـات ولا معانـي يمكنها الوصـف هنـا، ولكن ما أؤمن به هو أن الأمومة السليمة والفاعلة لابد أن تمر من بوابة الرضاعـة الطبيعية وإتقـان فـن التعامـل مـع الحمـى. نعـم، فالرضاعـة الطبيعية هي لبنة الأساس في بناء عقل وجسم الطفل بناءً سليمًا قويًا منـذ البدايـة. كمـا أن فـن التعامـل مـع الحمـى يجنّب الطفل الكثير من المعانـاة، وخاصـة إذا عرفنـا أن معظـم أمراض الطفولـة تصاحبهـا حمّى.

الحمّى ...إطفاء اللهب

الحمّى، أو ما يعرف عند العامة باسم الحرارة، ذلك الشبح المخيف الذي يخشاه الجميع دون استثناء، ولا يكاد يسلم منه أحد، فكل طفل تقريبًا لابد وأن تزوره الحمى يومًا، تلك الزيارة التي نأمل في أن تكون عابرة. الحمى ليست مرض في حد ذاتها بل هي عرض مصاحب لكثير من أمراض الطفولة، وخاصة تلك المعدية منها، ولهذا قد تتكرر زياراتها للطفل الواحد عدة مرات، رغم عدم الترحيب بها بالطبع. لم أر أهل الطفل أكثر فزعًا مثلما يكونون وقت إصابته بالحمى، الكل قلق، الكل يريد الحمى أن تغادر في أسرع فرصة، إن لم يكن في الحال.

ويزداد القلق عندما تعاود الحمى الطفل أكثر من مرة في اليوم الواحد وفي أثناء الليل حيث ترتفع حرارة الطفل لدرجة تدفع الأهل للتعبير عنها في خوف بالغ بكلمات مثل "نار" و"لهب" و"جمر" "ضو". وأكاد أجزم بأن هذه الكلمات لا تعبر عن الحمّى بقدر ماهي وصف صادق ودقيق لما هو عليه قلب الأم أو الأب عند إصابة الطفل بالحمّى. ولكي نجنب الجميع لهب النار وجمرها، وللتخفيف من معاناة الأهل بسبب عدم قدرتهم على السيطرة، وخوفهم على الطفل المحموم، وانتظارهم بالساعات الطوال في طوارئ المستشفى طلبًا للعون، رأيت أن أكتب عن الحمى هنا بشيء من التفصيل من خلال النقاط الهامة التالية:

• متى يمكننا القول إن حرارة الطفل مرتفعة أو أن لديه حمى؟

- ما الذي يسبب ارتفاع حرارة الطفل؟
- لماذا ترتفع الحرارة بشكل كبير ومفاجئ أثناء الليل؟
- ما هي الأضرار التي يسببها ارتفاع الحرارة؟
- ما العلاقة بين مدى ارتفاع درجة الحرارة وبين خطورة المرض؟
- لماذا ليس هناك علاقة وثيقة بين الحرارة المرتفعة جدًا وبين الحاجة للمضاد الحيوي؟
- كيف تستطيع التمييز بين أسباب الحمى المختلفة؟
- ما هي أدوية خفض الحرارة؟ ومتى يجب استعمالها؟ وما هي مضارها؟
- هل فعلًا "الحرارة مستمرة ولا تنزل أبدًا"؟
- ما هي الأخطاء الشائعة التي يقع فيها الأهل عند رعاية الطفل المحموم؟
- ما هي خطة العلاج المحكمة التي تمكّن الأهل من جعل الحمى تحت السيطرة؟

متى يمكننا القول إن حرارة الطفل مرتفعة أو أن لديه حمى؟
الحمى هي ارتفاع حرارة الطفل عن معدل الحرارة الطبيعي بالنسبة له. ونظرًا لتفاوت درجة حرارة الجسم خلال اليوم، يعتبر الطفل لديه حمى إذا بلغت درجة حرارته ٣٨ درجة مئوية أو أكثر. من الضروري قياس حرارة الطفل بميزان الحرارة المناسب، إذا شك الأهل في وجود الحمى، وعدم الاعتماد على طريقة اللمس وحدها، لتفادي إعطاء الطفل أدوية تخفيض الحرارة في حين أنه لا يحتاجها وهذا بالفعل شائع الحدوث.

110

ما الذي يسبب ارتفاع حرارة الطفل؟

الأمراض المعدية هي المسبب الرئيس للحمى عند الأطفال، فحين تغزو الميكروبات الجسم، يقوم الجهاز المناعي بإنتاج المواد المولدة للحرارة بكمية كبيرة، مما يؤدي إلى ارتفاع درجة حرارة الجسم فوق معدلها الطبيعي، وهذه إحدى وسائل الجسم الدفاعية الهامة في مواجهة العدوى. هناك أسباب أخرى للحمى مثل الأمراض الروماتيزمية والأورام، ولكنها نادرة الحدوث.

تنبيه هام

إصابة الطفل بالحمى في الشهر الأول من العمر يتطلب نقل الطفل للمستشفى دون تأخير، حيث من الضروري أن تجرى له بعض الفحوصات المخبرية للتأكد من عدم وجود سبب خطير للحمى.

لماذا ترتفع الحرارة بشكل كبير ومفاجئ أثناء الليل؟

يُفاجَئ الأهل كثيرًا بالارتفاع الكبير في حرارة الطفل أثناء الليل، في الوقت الذي كانت فيه حرارته تحت السيطرة نوعًا ما أثناء النهار. يعود سبب ذلك إلى زيادة نشاط الجهاز المناعي للطفل أثناء الليل، بسبب السكون والراحة النسبية للجسم، مما يؤدي إلى زيادة انتاج المواد المولدة للحرارة، والتي ترفع درجة حرارة الطفل بشكل كبير. كما أن الانخفاض الكبير في هرمونات اليقظة مثل الكورتيزول والأدرينالين، الذي يحدث عادةً أثناء الليل، يفاقم ويضاعف الارتفاع في درجة حرارة الطفل المريض، ويجعل أعراض الحمى أوضح.

ما هي الأضرار التي يسببها ارتفاع الحرارة؟

يعود خوف الأهل الكبير من الحمى عادة إلى ما ينسب لها من أضرار بالغة، أو إعاقات مستديمة، سمعوا أنها سببتها لأطفال آخرين، وهذا بالطبع ليس صحيحًا في مجمله، وهو التباس أو خلط بين مضاعفات المرض وبين ما تسببه الحمى. الحقيقة أن معظم الأعراض المصاحبة للحمى هي أعراض المرض المسبب لها، كما أن الحمى نفسها هي أحد أعراض هذا المرض، وما المضاعفات أو الأضرار إن وجدت إلا تعبير عن مدى خطورة ذلك المرض نفسه الذي ألمّ بالطفل وليست الحمى. ولكن في المقابل هناك بعض الأعراض التي تسببها الحمى وقت ذروتها وهي أعراض مؤقتة، ولا تدعو للقلق، وتشمل احتقان الوجه وسخونته، والوهن والخمول والشعور بالإعياء، والشعور بالغثيان وفقدان الشهية، والشعور بالبرد الشديد والرجفان، وآلام في الرأس والمفاصل. قد تثير الحمى أيضًا التشنج الحراري، عند بعض الأطفال ممن لديهم تاريخ عائلي في هذا المرض.

ما العلاقة بين مدى ارتفاع درجة الحرارة وبين خطورة المرض؟

تعتبر الحمى أحد وسائل الجسم الدفاعية ضد الأمراض، وقد يغير الأهل من نظرتهم السلبية للحمى إذا عرفوا أنها جزء مهم وفعال في مقاومة الطفل للعدوى الميكروبية، وبذلك تعتبر الحمى إحدى العلامات الجيدة التي تنبؤنا أن الجهاز المناعي للطفل بخير ويقوم بوظيفته. الحمى المصاحبة للأمراض الفيروسية قد تستمر من يومين إلى سبعة أيام، وفي بعض الأحيان قد تستمر الحمى لمدة

اسبوعين كاملين، يعتمد ذلك على نوع الفيروس. ويمكن القول إنه بشكل عام، لا توجد علاقة وثيقة بين مدى ارتفاع درجة الحرارة أو طول مدتها وبين خطورة المرض المسبب لها.

لماذا ليس هناك علاقة وثيقة بين الحرارة المرتفعة جدًا وبين الحاجة للمضاد الحيوي؟

معلومة طبية مؤكدة 1: معظم أمراض الطفولة التي تصاحبها حمى تسببها الفيروسات.

معلومة طبية مؤكدة 2: المضاد الحيوي لا يقضي على الفيروسات المسببة للأمراض، هو فقط يقضي على البكتيريا المسببة للأمراض، وهي نوع آخر من الميكروبات المسببة للأمراض. المريض الذي أصيب بالفيروس يقاوم المرض عن طريق تكوين أجسام مضادة داخل الجهاز المناعي. هذه الأجسام المضادة تبقى في الدم فترة طويلة، قد تمتد لسنوات، لتدافع عن الجسم ضد نفس الفيروس، لو عاد مرة أخرى. نفهم من هذا أن إراحة الجهاز المناعي أثناء المرض بالفيروس هي أهم العوامل التي تساعد المريض على القضاء على الفيروس في أسرع وقت ممكن، وبالتالي عودة المريض لصحته الطبيعية والتخلص من المرض. لمعرفة كيف يمكننا المساعدة في إراحة الجهاز المناعي أثناء مرض الطفل، يمكنك مطالعة موضوع الاعتناء بالطفل وقت المرض.

كيف تستطيع التميز بين الأسباب المختلفة لارتفاع الحرارة؟

يجب ألا يحاول الأهل تكوين صورة عن سبب المرض في وقت ذروة الحمى، لأن هذه الصورة سوف لن تكون صادقة أو حقيقية، فعادةً ما يبدو الطفل منهكًا، وفي حالة سيئة وقت ذروة الحمى، بغض النظر عن سبب المرض ومدى خطورته. وذلك راجع لما تسببه الحمى نفسها من الخمول والتعب والإعياء وغيرها من الأعراض التي سبق ذكرها. ولكن عندما تتم السيطرة على الحمى، وتعتدل حرارة الطفل، سوف تظهر الصورة الحقيقية بوضوح أكثر، فإذا عاد للطفل نشاطه وحيويته تدريجيًا ، فيبتسم للأهل، ويلعب ويجري، ويتقبل الطعام ولو نسبيًا، فإن مسبب المرض هو في الغالب فيروس، ويمكننا أن نشعر بشيءٍ من الراحة والاطمئنان. أما إذا ظل الطفل متعبًا وخاملًا حتى بعد السيطرة على الحرارة، فإن ذلك يشير إلى احتمال كون البكتيريا هي المسبب للمرض، وعندها ربما احتاج الطفل لتناول المضاد الحيوي، تحت إشراف الطبيب المختص.

ما هي أدوية خفض الحرارة؟ ومتى يجب استعمالها؟ وما هي مضارها؟

رغم وجود أنواع كثيرة، وأشكال متعددة من أدوية خفض الحرارة، إلا أنها من حيث التركيب الكيميائي تنقسم إلى ثلاثة أنواع فقط وهي "باراسيتامول" و "أيبوبروفين" و "ديكلوفيناك".

يجب التذكير هنا إن هذه الأنواع الثلاثة توجد تحت أسماء تجارية مختلفة حسب الشركة المصنعة، وهذا ما يفسر كثرة المعروض منها.

ويتوفر الباراسيتامول على هيئة شراب وتحاميل، ويعتبر الخيار الأول كخافض للحرارة عند الأطفال في جميع الأعمار، ويجب أن نترك فترة أمان من أربع إلى ست ساعات بين الجرعة والتي تليها. كما يجب أن نتذكر أن الشراب والتحميلة كل منهما جرعة لوحدها، ولا يجب أن نعطيهما للطفل مجتمعين، ولا في وقت أقل من أربع إلى ست ساعات بين إحداهما والأخرى.

أما الأيبوبروفين فهو متوفر على هيئة شراب فقط، وتعد فترة الأمان بين الجرعة والأخرى من ست إلى ثمان ساعات، ويمكن استعماله في حالة الحاجة للتناوب بين أدوية خفض الحرارة، وفي الحالات التي لا يستجيب الطفل فيها للباراسيتامول.

يتوفر الديكلوفيناك على هيئة تحاميل فقط، وهو فعال جدًا في تخفيض درجة الحرارة والتخلص من الأوجاع ولكن من الضروري الانتباه إلى أن فترة الأمان بين الجرعات مدتها اثنا عشرة ساعة، فلا يمكن استعماله أكثر من مرتين في اليوم.

بما أننا جميعًا قد تيقنا الآن أن الحمى هي سلاح الطفل ضد العدوى، فإن من الحكمة عدم الإسراع إلى استعمال خافض الحرارة مع بداية كل حمى تصيب الطفل، والاقتصار على استعمالها فقط في حالة الحمى الشديدة، أو ذروة الحمى.

تعتبر خافضات الحرارة آمنة على الطفل إلى حد كبير، إذا تم استخدامها وفق ضوابط الاستعمال الآمن للأدوية من حيث التقيد

بمقدار الجرعة وعدد الجرعات المسموح بها في اليوم، ولكن الجرعات الزائدة منها أو تقارب الجرعات من الممكن أن تسبب أضرارًا بالغة للطفل قد تصل إلى حد الفشل الكبدي او الفشل الكلوي، وللأسف هذا يحدث يوميًا، حتى في أكثر البلدان تقدمًا.

من أكثر الأسئلة التي يطرحها الأهل: أيهما أفضل لخفض الحرارة: الشراب أم التحميلة؟ يفضل إعطاء الطفل الدواء الفعال عن طريق الفم ما أمكن ذلك، وبهذا يكون شراب خافض الحرارة هو الخيار الأنسب، ويجب ألّا نلجأ إلى استعمال التحميلة إلا في حالات معينة مثل وجود القيئ، أو امتناع الطفل عن الأكل والشرب بسبب وجود بثور أو تقرحات في الفم، أو اكتشاف الأهل المفاجئ للحمى في ذروتها حيث قد تكون التحميلة أسرع في تخفيض الحرارة.

هل فعلًا "الحرارة مستمرة ولا تنزل أبدًا"؟

"الحرارة ما تنزل أبدًا رغم إني أعطيه دواء الحرارة"، كثيرًا ما سمعت هذه الشكوى من أهل الأطفال المرضى بنبرة يغلفها القلق والاستغراب والشعور بالعجز في آن واحد! الحقيقة البسيطة هي أن حرارة الطفل تنخفض بالفعل مع استعمال خافض الحرارة، ولكنها تعاود الارتفاع بعد فترة قصيرة، فتبدو بذلك للأهل وكأنها لم تنخفض أبدًا، أو أنها متواصلة. وفي مثل هذه الحالة يكون من الضروري استعمال نوعين مختلفين من حيث التركيبة الكيميائية من خافضات الحرارة وعلى فترات متقاربة حسب جدول تناوب خافضات الحرارة.

يجب أن نتذكر أن الحمى سوف تستمر مع الطفل عدة أيام على الأقل، تبعا لنوع المرض المسبب لها، وأن درجة الحرارة المستهدف الوصول إليها في حالة المرض من الأفضل أن تتراوح بين (38-38.5) وليس أقل من ذلك. بعض الأطفال لا تستجيب أجسامهم لمادة الباراسيتامول، أي النوع الأول من أدوية الحرارة، وفي هذه الحالة يجب استعمال الأيبوبروفين أي النوع الثاني من أدوية الحرارة، منذ البداية.

ما هي الأخطاء التي قد يقع فيها الأهل عند رعاية الطفل المحموم؟

لا يدخر الأهل وسعًا في رعاية طفلهم المريض، ولكن قد يدفعهم حبهم للطفل، وخوفهم عليه، ورغبتهم في شفائه السريع، إلى الإضرار به من حيث لا يدرون، هنا أوجز بعض مواطن الضرر هذه:

تلبية رغبة الطفل المحموم في الالتحاف والتدثر عند ذروة الحمى، في الوقت الذي يجب فيه إزالة ملابسه، وغسله بالماء الدافئ الجاري، ومن ثم الباسه ثياب قطنية خفيفة وواسعة.

استعمال الماء البارد أو المثلج لغسل الطفل أو عمل كمادات له، مما قد ينتج عنه رجفان وزيادة في ارتفاع درجة حرارة الطفل.

ا

صرار الأهل على أن يتناول الطفل المريض طعامه كالمعتاد، رغم عدم رغبة الطفل في ذلك. علينا أن ندرك أن فقدان الطفل شهيته للطعام وقت المرض، أي مرض كان، هو نوع من الحماية الطبيعية للطفل، وله فائدة كبيرة. فبدل أن يتم ضخ جزء من الدم إلى الجهاز الهضمي كالمعتاد، تتم إعادة توجيه ذلك الجزء من الدم، ليضخ في أجهزة أخرى من الجسم هي في حاجة ماسة إليه، تلك الأجهزة التي تقوم بعملية الدفاع عن الجسم ضد المرض الغازي.

لا ينبغي أن يقلق الأهل من قلة أكل الطفل في فترة المرض، فمادام الطفل يتقبل القليل من السوائل، فهو بخير، وسوف تعود شهيته للطعام تدريجيًا بعد زوال المرض. في الواقع إن اشتهاء الطفل للطعام من جديد، قد يكون أول علامات تعافيه، وأنه قد بدأ يتماثل للشفاء.

ترقب الأهل لزوال الحمى بقلق بالغ، لدرجة يحسبون معها الدقائق والساعات، مما قد ينعكس سلبًا على حالتهم النفسية، وطريقة رعايتهم للطفل المحموم. للتفاؤل بالخير، والتهوين على النفس، وزيادة في العزيمة، يجب أن يتعامل الأهل مع الحمى كالضيف غير المرغوب فيه، الذي علينا أن نكرمه ونحسن وفادته دون تذمر، طوال مدة إقامته، وإن كنا لا نعلم متى سوف يغادرنا!

ما هي خطة العلاج المحكمة التي تمكن الأهل من السيطرة على الحمى؟

من الضروري أن نتذكر دائمًا أن ارتفاع الحرارة لدى الطفل وقت المرض هو عامل إيجابي، ولهذا وجب علينا عدم محاربة الحمى

بشراسة. إذا كانت الحرارة أقل من 39 درجة مئوية نكتفي بالإكثار من السوائل للطفل عن طريق الفم، مع استعمال ملابس قطنية خفيفة ومريحة، دون الحاجة لاستعمال أدوية خافض الحرارة.

عندما تصل حرارة الطفل إلى 39 درجة مئوية أو أكثر، فإن أسرع الطرق لتخفيض حرارته هو غسل الطفل بالكامل بالماء الدافئ، تمامًا كذلك الماء الذي نستخدمه للطفل وقت الاستحمام. يجب أن يتم ذلك عن طريق " الشَوَر" بحيث يُصبّ الماء على رأس الطفل وسائر الجسم، ويكون الماء جاريًا ومتجددًا، ثم استعمال ملابس قطنية واسعة ومريحة. بعد ذلك يمكنك إعطاء الطفل دواءً خافضًا للحرارة. لا تحاول أن تعطي الطفل شراب خافض الحرارة مباشرة وهو في ذروة الحمى، لأن ذلك سوف يدفعه للتقيؤ مما قد يرهقه أكثر ويزيد من معاناته.

لا تستخدم الماء البارد لغسل الطفل أبدًا، لأنه سوف يغلق مسام الجلد، ويزيد من رجفان الطفل، وبالتالي يرفع درجة حرارة الطفل أكثر.

يجب الابتعاد عن غسل الطفل في ماء راكد، مثل ماء في حوض أو بانيو، أو تركه لأي فترة من الزمن فيه، كما يجب الابتعاد أيضًا عن استعمال قطع القماش أو الشاش الطبي المبللة، لأنها محدودة الفائدة وتسبب إزعاجًا متكررًا للطفل.

قد يجد الكثير من الأهل صعوبة بالغة في تقبل فكرة أن يضع طفله

الـذي يرجف تحـت مـاء جـارٍ، ولكـن الحقيقـة هـي أن رجفـان الطفـل سـببه الحمـى، وأن المـاء الدافـئ الجـاري هـو أأمـن الطـرق وأسـرعها لمسـاعدته وتخليصـه مـن ذلـك الشـعور النسـبي بالبـرد. لتخفيـف التوتـر عنـد الأهـل والطفـل، ومراعـاة لحالـة الطفـل النفسـية، أنصـح أن يتـم ذلـك فـي رفـق وليـن شـديدين، مـع محاولـة طمأنـة الطفـل والتحـدث إليـه مهمـا كان عمـره، ونخبـره أننـا نأسـف لهـذا، فنحـن نعلـم أنه قد يزعجـه الاسـتحمام وقت الحمـى، وأننـا أيضًـا يزعجنـا ذلـك، ولكننـا مضطـرون مـن أجـل مصلحتـه ولأننـا نحبـه.

يمكنـك أيضًـا دهـن فـروة رأس الطفـل وجبهتـه ورقبتـه بمـاء زهـر البرتقـال، المعـروف باسـم مـاء الزهـر، وهـذه طريقـة طبيعيـة فعالـة وسـريعة للغايـة فـي خفـض حـرارة الطفـل المرتفعـة، قبـل إعطائـه أدويـة خافـض الحـرارة.

فـي معظـم الأحيـان يكـون مـن السـهل السـيطرة علـى الحمـى باسـتعمال نـوع واحـد مـن خافضـات الحـرارة بصـورة منتظمـة، بعـد فتـرة الأمـان المحـددة حسـب النـوع المسـتعمل منهـا، باراسـيتامول كل أربـع إلـى سـت سـاعات مثلًـا.

عـادةً مـا ترتفـع الحـرارة بشـكل كبيـر أثنـاء الليـل، ولهـذا كان علـى الأهـل ترقـب ذلـك والاسـتعداد لـه، حتـى لـو كانـت الحمـى بسـيطة طـوال النهـار. فـي الواقـع بالنسـبة للطفـل المحمـوم، لا نسـتطيع أن نؤكـد أن الحمـى قـد انتهـت إلّا إذا مـرت ليلـة كاملـة علـى الطفـل بـدون حمـى. لهـذا السـبب وجـب الحـرص علـى فهـم جـدول التنـاوب فـي أدويـة خافـض الحـرارة، والـذي سـوف يحتاجـه دون شـك كل مـن يعتنـي بالطفـل المحمـوم وخاصـة فـي فتـرة الليـل.

جدول تناوب الأدوية

وهـو اسـتعمال مـن نوعيـن مـن خافـض الحـرارة بصـورة التنـاوب، حيـث يحتفظ كل نوع بفترة الأمـان الخاصـة به ولكن في نفس الوقت تكون الفـترة بيـن جرعـات الأدويـة المختلفـة قصـيرة وبذلك تسهل السـيطرة علـى الحـرارة المرتفعـة التـي لا تكـاد تـترك الطفـل فـترة وجيـزة إلا لتعـود إليـه مـن جديـد. لمسـت صعوبـة واضحـة عنـد الكثيـر مـن الأهـل فـي اسـتيعاب جـدول الأدويـة المتناوبـة نظريًـا، وكان الأمـر يسـهل كثيـرًا عنـد اسـتخدام الورقـة والقلـم للإيضـاح لهـم، مـع مراعـاة أن يبـدأ الأهـل جدولهـم الخـاص بالوقـت الـذي أعطـوا فيـه خافـض الحـرارة للطفـل.

إن تحضيـر وعـاء مناسـب يحتـوي علـى كل المـواد الضروريـة التـي نحتاجهـا للعنايـة بالطفـل المحمـوم، وجعـل هـذا الوعـاء في غرفة الطفل المريـض أثنـاء الليـل يسـهل كثيـرًا مـن مهمـة أرحـم الأطبـاء وهـي الأم! ينبغـي أن يحتـوي ذلـك الوعـاء علـى ميـزان الحـرارة، ملعقـة مكيـال الأدويـة أو كـوب الأدويـة الصغيـر، نوعيـن مـن أدويـة الحـرارة، بعـض تحاميـل الحـرارة، القليـل مـن مـاء الزهـر، بالإضافـة إلـى بعـض مـاء الشـرب، ومحلـول الإرواء.

قواعد ذهبية

فـي وقـت ذروة الحـرارة لا تحـاول تقديـم الطعـام أو الشـراب للطفـل، بمـا فـي ذلـك شـراب خافـض الحـرارة، وذلـك لتفـادي إثـارة القـيء الـذي سـوف يرهـق الطفـل أكثـر.

لا تحرص على تخفيض حرارة الطفل المحموم إلى درجة أقل من 38 درجة مئوية، حتى لا تحرم الطفل من التأثير الإيجابي لوجود الحمى المعتدلة في المقام الأول، وتعرضه لجرعات متزايدة من الأدوية ليست ضرورية في الواقع.

من الضروري تقديم السوائل بكثرة للطفل المحموم، لأن هذا يساعده على سرعة التخلص من الحمى، ويجنبه الجفاف الذي قد ينتج عن قلة شهية الطفل بسبب المرض. حليب الأم هو أفضل السوائل التي يمكن تقديمها للطفل المحموم على الإطلاق، نظرًا لما يحتويه من مواد حية ذات فائدة كبيرة في التعافي من المرض المسبب للحمى، وهو يكفي لوحده لتلبية كل احتياجات الطفل الغذائية والدفاعية في هذه الفترة العصيبة، فترة المرض، بالإضافة إلى أن حليب الأم سهل الهضم، ولا يرهق معدة الطفل. ولذلك يجب الإكثار من الرضاعة الطبيعية وقت الحمّى. يمكنك قراءة المزيد عن نوعية السوائل الأخرى المفيدة للطفل المريض بالحمى في موضوع الاعتناء بالطفل وقت المرض.

يجب ألا نغفل عن جانب مهم جدًا في رعاية الطفل المريض بصفة عامة، والطفل المحموم بصفة خاصة، وهو الجانب النفسي، وأهمية الترفيه والترويح عن الطفل واللعب معه، في سرعة تعافيه ومقاومته للمرض.

الفصل السابع

عدوى الطفولة

رفيقة الدرب تلك... تكاد تكون هي والطفولة توأمان ... مجموعة من الأمراض التي سوف يمرّ بها كل طفل تقريبًا، ثم أنها معدية، ولكنها في الغالب تسببها الفيروسات، ولا تحتاج في معظمها إلى علاج يُذكر. وتصيب هذه الأمراض المعدية الطفل في سنوات الطفولة المبكرة، وهي بمثابة جواز عبور لكل طفل إلى سن الدراسة! فهي تقلّ بشكل كبير أو تكاد تختفي بعد سن السادسة، وكأن الغرض منها هو تهيئة الطفل لدخول المدرسة، وإكسابه تلك المناعة التي تجعله في مأمن من المرض فيما بعد، حتى يمكنه المواظبة على التعلُّم، وفي ذلك رحمة خفيّة، يجب أن نتذكرها عندما نضطر إلى سهر الليالي بطولها مع الطفل المحموم، فربما أشعرتنا هذه الحقيقة بشيءٍ من الراحة والاطمئنان وهدوء النفس!

عدوى الطفولة ... لطف مستتر

يسـود انطبـاع لـدى الكثيـر من الأهـل أن طفلهـم مريض طـول الوقت، وهـو فـي نظرهـم "مـن مرض لمرض" ولا يكـاد يفارقـه المرض أبـدًا، والبعض يبـدي تخوفـه مـن أن يكـون لـدى الطفل نقص فـي المناعة.

فـي الحقيقـة أن الأطفـال الصغـار هـم بالفعـل أكثر عرضـة للميكروبـات التـي تسـبب العـدوى، ولذلـك يصابـون بسـهولة بنزلات البـرد والـزكام والنزلات المعوية وغيرها من الأمـراض المعدية والتي تعرف بأمـراض الطفولـة أو عـدوى الطفولـة. ويرجـع السـبب فـي ذلك إلى عـدم نضـج الجهـاز المناعـي لديهـم بالشـكل الكافـي، بالإضافـة إلى كونهـم يلمسون كل شـيء تقريبًـا، وخاصـة عنـد بـدء مرحلـة الحبـو وبدايـة استكشـافهم للبيئـة المحيطـة، حيـث يذهـب كل شـيء يقـع فـي أيديهـم إلـى الفـم مباشـرة.

عندمـا تصيـب العـدوى الميكروبيـة الطفـل فإن جسـمه يتفاعـل بإنتاج أجسـام مضـادة طبيعيـة حتـى يتمكـن مـن التخلـص مـن المرض، وهذا ببسـاطة هـو الجزء الأهـم مـن عمل جهـاز المناعة. والعـدوى الميكروبية تشـمل الفيروسـات والبكتيريـا والفطريـات، وغيرهـا مـن الميكروبـات المختلفـة التـي قـد يتعـرض لهـا الطفـل، إلا أن الفيروسـات تبقـى هـي المسـبب الرئيـس لمعظـم الأمـراض المعديـة عنـد الأطفـال، ويبقـى العامـل المشـترك بيـن هذه الأمـراض هـو وجـود الحمـى، والكثيـر منهـا قـد يصاحبـه طفـح جلـدي، وهي بشـكل عـام لا تمثـل خطـورة على الطفـل، كمـا أنها قصيـرة الأمـد فـي الغالـب، ولا تحتـاج إلى علاج يذكـر، حيـث يتعافـى منهـا الطفـل دون تدخـل مـن الطـب وأهلـه.

وتحدث الإصابة بهذه الأمراض المعدية بشكل كبير في أول سنة للطفل في الحضانة، عند بدء رحلته للعالم الخارجي واختلاطه بالأطفال الآخرين، ثم تتناقص الإصابة بها بمجرد تقدم الطفل في العمر وتطور الجهاز المناعي لديه. وكثيرًا ما تكون إصابة الطفل المتكررة بالزكام ونزلات البرد وغيرها عند التحاقه بالحضانة لأول مرة أحد الأسباب التي تؤرّق الأهل وتجعلهم ينظرون لتلك الحضانة بعين الشك والريبة، وربما تحميلها مسؤولية مرض الطفل المتكرر، فيبدؤون في البحث عن حضانة أخرى، وقد يبلغ بهم الخوف إلى عدم إرسال الطفل لأي حضانة وإبقائه في المنزل. من المهم أن يدرك الأهل هنا أنه ليس من الممكن الوقاية من الميكروبات بشكل كامل، وأن بعض الإصابة بالعدوى هي في واقع الأمر ضرورية لتطور جهاز المناعة عند الطفل بشكل فعّال، كما أنها تساعده في بناء مخزونه الشخصي الخاص من الأجسام المضادة التي سوف يحتاجها في المستقبل.

في الحقيقة إن الميكروبات موجودة في كل مكان تقريبًا، فهي توجد على لعب الطفل وعلى الأسطح والأرضيات وكذلك على مقبض الباب، ثم إنها موجودة بالفعل في أنف الطفل وفمه وعلى سطح الجلد، كما في الأطفال الآخرين والأشخاص البالغين.

ليطمئن الأهل إذًا فالطفل بخير وهو يحارب ضد الآلاف من الميكروبات الموجودة على الأسطح المختلفة، وفي الطعام والماء والهواء، ولكننا بلا شك يمكننا المساهمة في معركة الطفل هذه مع

الميكروبات، وذلك بالعمل على الحدّ من انتشار العدوى الميكروبية، ولا يحتاج ذلك منا إلى قوة خارقة أو مهارات خاصة أو مستلزمات باهظة الثمن، ببساطة علينا أن ندرك جميعًا إن غسل الأيدي هو الوسيلة الأكثر فاعلية في الوقاية من العدوى وبشكل عام. نعم، غسل الأيدي بالماء والصابون العادي، هذا كل ما نحتاجه.

الحقيقة إننا لا نحتاج في حياتنا اليومية إلى كل ذلك التهافت الذي نراه على المطهرات أو المعقمات أو الصابون والسوائل المضادة للجراثيم واستخدامها في كل حين، فهي تقضي أيضًا على تلك الجراثيم المفيدة المتصالحة معنا، التي ترافقنا في حياتنا وتوفر لنا شيئًا من الحماية، وبذلك قد تجعلنا هذه المعقمات في الواقع أكثر عرضة للأمراض المعدية، وربما لأمراض الحساسية أيضًا.

ثم إن احتواء أو تغطية السعال أو العطاس، وغسل اللعب وكل ما تطاله يد الطفل بالماء والصابون بصفة دورية، وخاصة عند استخدامه من قبل أطفال آخرين، يعتبر من أنجح السبل في الحدّ من العدوى. من الاستراتيجيات المهمة أيضًا في مكافحة العدوى منع الطفل من مخالطة المصابين بأمراض معدية بشكل مباشر أو لفترات طويلة، وعدم أخذ الطفل إلى الحضانة أو الروضة إذا كان لديه إسهال أو حمى أو أيّ مرض معدي آخر، بالإضافة إلى الحدّ من الزيارات للأماكن التي يوجد بها تجمعات أطفال آخرين، عندما يكون الطفل مصابًا بالزكام أو السعال أو الإسهال.

التطعيم هو أحد الوسائل الفعالة المتوفرة لحماية الطفل من الأمراض المعدية، ومن الضروري جدًا أن يدرك الأهل ما للتطعيم من أهمية في حياة الطفل، وأن يحرصوا على تقديمه للطفل في مواعيده المحددة. تُعطَى التطعيمات للطفل حسب جدول خاص، وعلى الرغم من أن التطعيمات الموصى بها في كل دول العالم هي شبه موحدة، إلا أنه قد تتغير مواقيت إعطائها للطفل من بلد لآخر، كما قد تكون بعض التطعيمات الإضافية ضرورية في بلد ما دون آخر، وذلك حسب مدى انتشار المرض في هذا البلد ومدى خطورته. ويجب الحرص على تطعيم الطفل حسب الجدول الخاص بالتطعيم الموصى به في مكان إقامته الفعلية، والذي يأخذ في الاعتبار الأمراض المعدية التي من الممكن أن يصاب بها الطفل في ذلك الجزء من العالم.

التطعيمات هي واحدة من أكثر الطرق فاعلية لحماية الطفل من الأمراض المعدية الخطيرة، حيث يعمل التطعيم على تحفيز الجهاز المناعي لدى الطفل ويساعده في تكوين الأجسام المناعية اللازمة لوقايته من الأمراض المعدية التي قد تشكل خطورة على حياة الطفل، أو قد ينتج عنها إعاقة دائمة. وتعتبر التطعيمات المتوفرة آمنة جدًا على الطفل، وقد تم متابعتها على مدى سنوات طويلة بدقة والتأكد من سلامتها.

بقي أن نذكر حقيقة هامة هنا وهي أن معظم أمراض الطفولة المعدية الخطيرة كان قد تم تقريبًا السيطرة عليها باستعمال تطعيمات الطفولة في أماكن كثيرة من العالم، ولكن للأسف الشديد، فإن هذه الأمراض قد عادت من جديد لتنتشر بين الأطفال وتحصد أرواح الكثيرين، ومن أهم أسباب ذلك هو رفض بعض الأهل إعطاء التطعيمات لأطفالهم، كلها أو بعضها. من الضروري التقيد بالتطعيمات بدقة وعدم الانسياق وراء ما يثار بين الحين والآخر من مغالطات حول تطعيمات الأطفال، التي يسوقها أصحابها دون دليل علمي موثق. على الأهل أن يدركوا جيدًا أن الهيئات الصحية المسؤولة هي من سوف يبادر لإيقاف أي تطعيم في حال ثبت لديها أنه يوجد بالفعل مخاطر من أي نوع.

من أجلها

النزلة المعوية.. زائر الفجر

لا يوجد من الأمراض المعدية ما هو أكثر ملازمة للطفولة في جميع مراحلها مثل التهاب المعدة والأمعاء أو ما يعرف بالنزلة المعوية والتي تنتج عن العدوى الميكروبية، يصاب بها الرضيع، والطفل في الحضانة وفي سنوات الدراسة المختلفة. ونظرًا لتعدد الميكروبات المسببة للنزلات المعوية فإن الإصابة بها مرة واحدة لا تعني أن يكتسب الطفل مناعة مستقبلية، وهي تكاد تكون ضيفًا ثقيلًا على كل طفل تقريبًا ولأكثر من مرة في طفولته.

وعلى الرغم من أن المرض في مجمله يمكن السيطرة عليه في المنزل إلا أن أعراض المرض أو ما يظهر على الطفل من علامات قد يكون مخيفًا جدًا للأهل، الذين يهرعون إلى طوارئ المستشفيات في هلع ولا تكاد تسأل ما الأمر حتى يستنجدون بك من أن الطفل " لم يبق شيئًا في معدته" من القيء المتواصل، أو "الإسهال لا يتوقف أبدًا"، وقد يبلغ الخوف منتهاه عندما يكون" الإسهال فيه دم". مشاعر الشفقة التي غمرتني بقوة وأنا أرى الأهل على هذا الحال جعلتني أتمنى لو أستطيع محادثة أهل كل طفل سليم وجعلهم على دراية بحقائق هذا المرض، وتجنيبهم مثل كل هذا الخوف والقلق، إن حدث وأصيب طفلهم به، وربما يحقق شيئًا من هذه الأمنية ما سوف أورده هنا، عن فن التعامل مع النزلة المعوية عند الطفل.

131

الفيروسات هـي المسبب الرئيس في الإصابـة بالنزلـة المعويـة، لكن بعضها قد تسببه البكتيريا أيضًا، وتحدث العدوى عن طريق مخالطة شخص مصـاب، أو عـن طريق المـاء أو الطعام الملوث، أو الأسطح الملوثة، وغالبًا ما يستمر المرض مدة يومين، وقد يزيد عن ذلك في بعض الحالات، ثم يزول دون أي علاج، إلا أن حُسن رعاية الطفل أثناء المرض لـه أكبر الأثر في حماية الطفل من مضاعفات المرض، أو العلاج الـذي قد لا يحتاجه الطفل في الأساس.

فجـأة وفـي سـاعات الفجـر الأولـى، ينتـاب الطفـل الـذي كان سـليمًا معافـى عندمـا آوى إلـى فراشـه في الليل، قيء متكرر أو شبه متواصل، مع شكوى من ألم في البطن تزيد أو تنقص، ثم بعد عدة ساعات، يبدأ معه إسهال قد يكون شديدًا. وهنا يبدأ الجميع يتساءل عن الأمر وما الـذي أكلـه الطفل في العشـاء، وهل كان طعامًا منزليًا أم من الخارج، وهل شـاركه أحـد آخر مـن أفراد العائلة في ذلك الطعام، حتى تسهل المقارنة ومحاولة معرفة السبب. هذا هو السيناريو الأكثر شيوعًا في مرض النزلة المعوية، ومن اللافت والملاحظ أن هناك عامل مشترك بيـن معظم الحـالات وهـو كونهـا تباغـت الطفـل عند السـاعة الثانيـة بعد منتصف الليل، وفي الغالب سوف يقضي الطفل بقية ليلته في الطوارئ، بين أهل قلقين يطلبون إدخال الطفل إلى المستشفى والبدء في إعطائه السوائل الوريدية، وبين طبيب يحاول جاهدًا إقناعهم بأن ذلك ليس ضروريًا، وهذا هو الجزء الذي أودّ تغييره من هذا السيناريو المحزن المتكرر.

ربما استطعنا بعد الشرح والتوضيح الآتي أن نبقي الطفل في المنزل في المقام الأول، وأن نجنبه مشقة الانتقال والأضواء والمستشفيات، وعناء وخز الإبر بحثًا عن وريد اختفى، وكأنه هو الخائف الفعلي من الإبرة، وليس ذلك الطفل المسكين الذي يبدو في حالة من الرعب لا تحتاج إلى تفصيل، تلك التي يعرفها كل أب وكل أم وكل ذي قلبٍ رحيم، إنها حالة غنية عن التعريف.

لا شك أن الأهل على حق حين يفزعون من القيء المتواصل لدى طفلهم، فبالإضافة إلى أن الطفل قد يصاب بالجفاف من كثرة القيء، فإن القيء أيضًا يجعل الطفل يبدو شاحبا، خائر القوى، وعلى قدر كبير من الإعياء. إلا أننا بوسعنا أن نريح الطفل ونرفع بعض القلق عن أنفسنا إذا عرفنا أن هذا القيء ربما كان من مصلحة الطفل في المقام الأول. نعم، فها هي الجراثيم الغازية قد تكدست في معدة الطفل حتى أصبح القيء ضروريًا للتخلص منها خارجًا، درءًا لمخاطرها الأخرى، كما قد يكون الإسهال ضروريًا لأسباب مشابهة. لا يهمنا هنا ما يخرج من جوف الطفل عن طريق القيء والإسهال بقدر ما يهمنا ما يمكن أن نعطيه للطفل. نعم، فتلك السوائل الخارجة هي شيء من قذى وتحمل معها الميكروبات ومفرزاتها ومن الحكمة أن ندعها تخرج دون تدخل، ولكننا في نفس الوقت يجب أن نحرص على تعويض الطفل بديلًا عنها يكون أفضل مما فقده.

السوائـل التعويضيـة أو مـا يعـرف بمحلـول الإرواء أو محلـول معالجـة الجفـاف، الـذي يُعطَـى للطفـل عـن طريـق الفـم، هـو أفضـل مـا يمكـن أن نقدمـه للطفـل المصـاب بالنزلـة المعويـة، بـل هـو كل مـا يجـب أن نقدمـه للطفـل بالفعـل، ولعـدة سـاعات قـد تطـول أو تقصـر، ويتوفـر محلـول الإرواء علـى هيئـة محلـول جاهـز للشـرب، أو مسـحوق يتـم إذابتـه فـي المـاء لتحضيـر المحلـول، وهـو يحتـوي علـى الأمـلاح المعدنيـة الحيويـة والضروريـة لوظائـف الجسـم.

ولكـن الطفـل فـي الواقـع قـد يرفـض تنـاول أي شـيء، ولذلـك فـإن السـوائل التعويضيـة يجـب أن تعطـى للطفـل بكميـات قليلـة جـدًا، قـد تصـل إلـى ملعقـة صغيـرة فـي المـرة الواحـدة، وعلـى فتـرات متقاربـة ثـم تتـم زيـادة الكميـة بالتدريـج. إن محلـول الإرواء سـريع المفعـول نظـرًا لسـهولة تركيبتـه، وسـرعة امتصاصـه، وحتـى لـو تقيـء الطفـل عقـب تناولـه بفتـرة قصيـرة فإنـه ولابـد قـد اسـتفاد منـه بعـض الشـيء. ثـم إن القيـء سـوف يتناقـص تدريجيًـا مـع مـرور الوقـت حتـى يتوقـف نهائيًـا بعـد عـدة سـاعات، وهـذا هـو طبـع المـرض فـي الغالـب.

بعـد توقـف القيـء قـد يشـعر الأهـل بشـيء مـن الراحـة والاطمئنـان، ويسـتطيع الطفـل حينهـا تنـاول كميـة أكبـر مـن محلـول الإرواء، بالإضافـة إلـى إمكانيـة تنـاول أطعمـة أخـرى مختـارة، أو أي طعـام قـد يشـتهيه الطفـل شـرط أن تكـون الكميـة قليلـة فـي البدايـة، مـع الاسـتمرار فـي إعطـاء الطفـل محلـول الإرواء طـوال فتـرة الإسـهال، والحـرص الشـديد علـى كثـرة غسـل اليديـن قبـل وبعـد العنايـة بالطفـل المريـض حتـى لا نسـاهم فـي انتشـار العـدوى.

إذا أدركنـا أن عمـل المعـدة هـو هضـم الطعـام، فإنـه مـن المتوقـع أن تكون في إجازة مرضية وقت مرضهـا، هـي تسـتحقها بالطبـع كمـا يستحقها كل عامل. بمعنـى أنه يجب ترك مسـاحة للمعدة لتسـتريح، فقط علينا الاكتفـاء بالسـوائل، وألا نقدم للطفل الطعـام وقت القيء، فهو لـن يتقبله، وإن فعل فإن المعدة سـوف تـرده خارجًـا كنـوع مـن الاحتجاج على عدم مراعاة حالها.

لا مجـال لاسـتعمال أي أدويـة لوقـف القـيء أو الإسـهال هنـا، إذ بالإضافة إلى أنها لا جدوى منها، فهي قد تكون ذات ضرر بالـغ للطفل. فـي حـالات قليلة جـدًا، قـد يحتاج الطفـل بالفعل لاسـتعمال محاليل الإرواء الوريديـة والتـي يطلق عليها العامـة إسـم المغذي، وربمـا يغير البعض رأيه فـي هـذه التسـمية حين يعـرف أن هـذه السـوائل هـي فقط عبـارة عن مـاء وملـح، وقـد يضاف إلـى بعضهـا القليل من السـكر.

إعـط معـدة الطفل إجازة مـن الطعـام لسـاعات معـدودة، سـاعدها بقليل مـن السـوائل، طمئـن الطفل، وترقب الفرج.

الفصل الثامن

شيء في السفر

لا تتوقع أن تجد السعادة في السفر إن لم يرافقك شيءٌ منها عند مغادرتك باب بيتك...احزم سعادتك، لا يؤخرك ثقل الحِمل!

شيء في السفر... سرّ الحقيبة

هل تعتقد أن في السفر مشقة؟ ماذا عن الأطفال؟

الشاهد على الأسفار يعلم أن الأمر يكون مختلفًا جدًا عند السفر مع الأطفال، فالأهل يتوجسون خيفة من احتمال عدم السيطرة على الوضع، والركاب الآخرون يخشون أن يكون بين الركاب القريبين طفل صغير.

لكل راكب قصة خاصة جدًا، فالبعض ينتظر بفارغ الصبر أن يصل إلى المقعد المخصص له في الطائرة لينعم بنوم هادئ وأحلام سعيدة على الأغلب. البعض الآخر يتمنى أن ينعم بشيء ولو يسير من الهدوء ليستعيد صفاء نفسه، بعد عناء رحلة العبور والمرور على محطات التحقق والتدقيق المختلفة.

السفر مع طفل صغير هو تجربة غنية جدًا يجب أن يستمتع بها الأهل قدر المستطاع. كل ما تحتاجه لجعل هذه الرحلة ممتعة هو أن تقنع نفسك بأنه يمكنك السيطرة وأن طفلك هو أهم "غرض" تحمله في هذه الرحلة، وأن كل شيء آخر هو أقل أهمية بكثير. يجب أن تعامل الطفل طوال الرحلة ومهما كان عمره بشيء من الاعتذار...نعم نعتذر للطفل على تعريضه لهذه المشقة معنا، فالسفر متعب للجميع، وربما رفض الطفل السفر معنا لو كان له أن يختار.

ثـم لتعلـم أن الطفـل يصيبـه الملـل بسرعـة، ولا يمكنـه الجلوس فـي مكان واحد فترة طويلة، بل لا يمكنه الثبات في حال واحد لأي فترة من الزمن، وهذه من خصائص الطفولة الطبيعية، فهيّئ نفسك للمحافظة على طبيعـة الطفل أثنـاء السفر، لا لتغييـر الطفل ليناسب السـفر. كن رحب الصـدر ودودًا وسـوف يسـاعدك مـا تسـمعه الآن على ذلـك.

مـن الأشياء التـي تثير الطفـل في السـفر هـو ذلك العـدد الهائـل مـن الغربـاء الذين يجـد نفسـه فجأة محاطا بهـم، ووجودهـم على مسـافة قريبـة جـدًا منـه، فقـد يثير ذلـك عنـده شـيء مـن الخـوف والتوجس والضيق والحرج ومـا إلـى ذلك مـن المشـاعر التـي قد تنتاب الكبـار أيضًا .

ثـم هـو ذلـك الوقت الطويـل في الانتظـار في طوابير محطـات العبـور المختلفـة ابتـداء مـن تسـجيل الدخـول ومـرورا بتلك القوافـل السـائرة داخل الطائرة في ذلك الممر الذي يعبره الجميع دون استثناء للوصول إلـى مقاعدهـم، ونهاية بالركون في مكان واحد، المقعد المخصص لـه، والـذي قـد يبـدو للطفل ضيقًا مهمـا اتسـع.

عنـد الإقلاع وعنـد الهبـوط يتغير ضغط الهواء وبالتالـي يتغير الضغط داخـل الأذن، ممـا يسـبب ضغط عالي على طبلة الأذن، ويشـعر الطفل معـه بألـم شـديد، فيبـدأ فـي البكاء المتواصل الـذي لا يسـتجيب لـكل محـاولات التهدئـة أو الإرضـاء أو الإسـكات.

من الوسائل الناجحة لمنع هذه الظاهرة أو التخفيف من معاناة الطفل من وجع الأذن هو إعطاء الطفل شيء للمضغ وخاصة لحظة الإقلاع والهبوط ، فذلك سوف يجعله يحرك الفكين، وهذه الحركة سوف تساعده على معادلة ضغط الأذن، وبالتالي التقليل من الألم. الطفل الرضيع يفيده جدًا أن ترضعه أمه وقت الإقلاع والهبوط، أما الطفل الأكبر فمن الممكن إعطائه الماء ليشرب ببطء، أو مرضعة تحتوي على الماء، أو شيء من الحلوى أو العلكة. حتى أثناء فترة الرحلة ما بين الإقلاع والهبوط قد يتغير ضغط الأذن بشكل مفاجئ نظرًا للمطبات الهوائية التي قد تصادفها الرحلة، فلا تنسى أن تساعد الطفل بنفس الطريقة.

شيء آخر يغفل عنه الكثيرون، وهو أن فترة جلوس الطفل منذ الخروج من المنزل وحتى الوصول إلى ذلك المقعد في الطائرة هي فترة طويلة جدًا بالنسبة له، فهي كافية لحجز الكثير من الغازات المعوية واصابته بالمغص ومن ثم التسبب في بكائه. أثناء رحلة العبور لا تترك الطفل في العربة أو المقعد لفترة أطول من نصف ساعة بأي حال من الأحوال، احمل الطفل من العربة أو الكرسي وتمشى به قليلاً بين الفترة والأخرى، وإن كان بإمكانه المشي اتركه يمشي على رجليه مع مراقبته وتقديم الدعم اللازم له. ولكن على كل حال إذا حدث وبكى الطفل الرضيع في الطائرة فإن أول ما يجب أن تفكر به هو المغص الناتج عن الغازات، ومن المفيد في هذه الحالة فتح حفاض الطفل وتهويته لفترة، ثم وضع الطفل على بطنه مع التدليك بلطف

على ظهره لمساعدته على التخلص من هذه الغازات، كما أن تغيير حفاض الطفل وغسل منطقة الحفاض بالماء الفاتر مرة أو أكثر أثناء الرحلة، حسب طولها، يساعد كثيرا في هدوء الطفل وربما نومه.

في الواقع إن غسل وجه الطفل ومنطقة الحفاض بالماء الفاتر الذي يميل إلى البرودة هو من أفضل الوسائل التي تساعد على استرخائه وكسر فورة الغضب وإنهاء نوبة البكاء المستعصية.

من الضروري أيضًا أن تكون ملابس الطفل مريحة للغاية وقت السفر، يكفي إلباسه سترة نوم قطنية واسعة بعض الشيء ومريحة، ويجب الابتعاد عن الملابس الضيقة والتي تحتوي على جزء سحاب أو مطاط ضاغط على وسط الطفل أو أطرافه. ونظرًا لاختلاف درجات الحرارة بشكل كبير داخل الطائرة أثناء الرحلة وداخل الصالات المختلفة في المطارات فإنه من الأنسب إلباس الطفل بطريقة "الطبقات"، بمعنى أن تكون ملابسه أكثر من قطعة بحيث يمكن نزع بعضها إذا صار الجو حارًا وإعادة لبسها إذا عاد الجو باردًا. كما أنه من المفيد أيضًا حمل غطاء خفيف منفصل لاستعماله للطفل وقت الحاجة.

ليس مهما أن يبدو طفلك كعارض أزياء محترف أمام الآخرين، المهم هو أن يشعر الطفل بالراحة في ملابسه. لازالت تصيبني الدهشة عندما أرى طفل عمره ستة أشهر وقد أُلبس بنطالا من "الجينز" لدرجة كنت أشعر بالضيق وكأنني أنا من ترتدي ذلك البنطال. رفقًا بالطفل فلو تركت له فرصة اختيار ملابسه فربما لن يختار ما تعتقدين أنه من الشياكة والأناقة.

قدم الماء لطفلك ليشرب أكثر من مرة أثناء الرحلة، فذلك مفيد جدًا للشعور بالراحة ومكافحة آلام الرأس.

ولكن لا تكثر لطفلك من الأكل أثناء السفر، فهو لا يحتاج إلى الكثير من الطاقة، نظرًا لحالة الجلوس والركود وقلة الحركة.

تحدث إلى طفلك ولاعبه برفق فربما أشغله ذلك عن بعض تعبه، لا تحاول اسكات الطفل لمجرد إرضاء الآخرين، يجب أن تتناسى الجميع هنا وتعمل على إراحة طفلك الذي قد يرضيه أن تفاجئه بلعبته المفضلة التي جلبتها معك دون أن يدري.

من المهم جدًا أن تدرك أن تصرفات الطفل لا يحكمها منطق الكبار ولا قوانينهم، فلا تشعر بالخجل من بكاء طفلك أو ضيقه أو ضجره، لأن كل من له قلب وبصيرة سوف لن يغضب من ذلك بل سوف يحاول مساعدتك قدر استطاعته.

من الأمور التي تساعد على السيطرة على الوضع في السفر هو الاستعداد اللازم للتعامل مع المشاكل الطبية الطارئة البسيطة التي قد تؤدي إلى إضاعة الكثير من الوقت والجهد في البحث عن طبيب في بلد لا نعرفه أو وقت غير مناسب. ويكون الاستعداد المثالي بتخصيص حقيبة صغيرة خاصة لحمل بعض الأدوية التي قد تحتاجها كل أم لديها أطفال أثناء السفر. كما أنه من الأفضل أن تكون حقيبة الأدوية الصغيرة هذه مع الأم في الطائرة، فربما تحتاجها أثناء الرحلة،

وخاصة إذا كانت الرحلة طويلة. تجدر الإشارة هنا إلى أن الأم التي لديها طفل يعاني من أي مرض مزمن عليها إضافة أدوية الطفل إلى لائحة أدوية السفر التي سيأتي ذكرها.

من المشاكل التي قد تواجه الطفل أثناء السفر هو ما يسمى إسهال المسافر، وهو التهاب القناة الهضمية الذي يظهر على هيئة إسهال وقد يصاحبه شيء من القيء والغثيان، ولهذا كان من الضروري حمل محلول معالجة الجفاف ضمن أدوية السفر. على الرغم من أن هذا المرض في العادة يكون بسيطًا وعابرًا إلا أنه من الممكن أن يسبب الجفاف للطفل إذا لم نحرص على الاهتمام بتقديم المحاليل اللازمة للإرواء. ويفضل في هذه الحالة اختيار أملاح الإرواء التي تكون على هيئة مسحوق أو بودرة، حتى يسهل حملها والتنقل بها، وتتم إذابة هذا المسحوق في كمية محددة من ماء الشرب عند الحاجة لاستعمال محلول الإرواء. يمكنك قراءة المزيد عن العناية بالطفل في حالات الإسهال في موضوع النزلة المعوية.

نظرًا للتغيّر في الطقس والتنقل من مكان لآخر وسط الزحام، يكون احتمال إصابة الطفل بنزلات البرد والزكام وارد، والذي يظهر على هيئة سيلان في الأنف قد تصاحبه حمى وسعال خفيف. وعلى الرغم من أن هذه الأعراض هي في الغالب بسبب الفيروسات التي لا تحتاج إلى علاج يذكر إلا أن استعمال بخاخ المحلول الملحي للأنف وشراب مضاد الهستامين قد يكون ضروريًا لجعل حياة الطفل أسهل، بالإضافة إلى أدوية مخفضات الحرارة التي قد يحتاجها الطفل في حالة وجود حمّى مصاحبة لنزلة البرد.

قـد يتعرض الطفـل للـدغ الحشـرات عنـد زيـارة الحدائـق والأماكـن العامـة، والكثيـر مـن الأطفـال لديهـم حساسية لذلك، تظهـر على هيئة احمـرار وحكة في موضع اللدغ الذي قد ينتفخ بصورة كبيرة مشكلًا ما يشبه الـورم الموضعـي المؤلـم. يجب دهـن مكان اللـدغ بمرهم مضاد الحساسية عدة مـرات في اليوم وذلك قد يكون كافيًا، ولكـن في حالة ظهـور الـورم يكون استعمال شـراب مضاد الهستامين عـن طريق الفم ضروريًا.

الخدوش والجـروح الخفيفـة هـي مرافـق شـبه دائـم لحيـاة الطفـل المليئة بالنشـاط والحركة، ولـذا كان على الأم حمل محلول معقم أو مرهم المضاد الحيوي في حقيبة أدوية السفر لاستعماله عند الحاجة.

أدوية السفر

- شراب أو تحاميل خافض الحرارة
- بخاخ المحلول الملحي للأنف
- شراب مضاد الهستامين
- محلول معالجة الجفاف، أو أملاح الارواء
- مرهم الالتهابات الجلدية الجرثومية
- مرهم لدغ الحشرات
- غسول العين
- ميزان قياس الحرارة

للأطفال الذين يعانون من الربو يضاف للقائمة

• تبخيرات أو بخاخات موسعات الشعب

• تبخيرات أو بخاخات الكورتيزون.

للأطفال الذين يعانون من الأكزيما يضاف للقائمة

• مرهم مرطب

• مرهم الكورتيزون

• شراب مضاد الهستامين

الفصل التاسع

العلاج بالمعرفة

شـيءٌ مـن اليقيـن قـد يكـون كل مـا تحتاجـه للخلاص مـن وطـأة
أوهامـك.... وكلمـة طيبـة صادقـة قـد تجعلك تعانـق السـماء......
في الطب أيضًا !

العلاج بالمعرفة... تمكين المريض

سوف أتناول هنا بشيءٍ من التفصيل بعض المشاكل الصحية التي أرى أنها لا تؤثر على الطفل وحده بل إن تأثيرها يمتد إلى العائلة كذلك، وقد يكون لها أخطار مستقبلية كبيرة، إذا لم تُعط الاهتمام الكافي في وقتها. وقد لاحظت من خلال تجربتي الطويلة، أن البعض قد لا يدرك بالفعل ما يمكن أن يحتاجه الطفل المصاب بأحد هذه الأمراض من الاهتمام، والصبر، والمثابرة، وذلك ناتج بالطبع عن تصور خاطئ وانطباع سائد مغلوط يوحي بسهولة المشكلة الصحية وأنها لا تستحق كثير اهتمام.

وبما أن هذا الكتاب موجه للعائلة في المقام الأول، فسوف يكون تركيزي الأكبر على مساعدة الأهل على فهم هذه الأمراض بصورة لا لبس فيها، وتقديم إرشادات ونصائح مبسطة وميسرة، لمساعدتهم في تخطي المرض وجعل الطفل في مأمن من الآثار السلبية طويلة الأمد.

ولكن يجدر القول إنه في المقابل، هناك بعض الحالات التي ربما احتاج الأهل فيها للرعاية والاهتمام أكثر من الطفل نفسه، بمعنى أن مرض الطفل قد يكون بسيطًا في طبيعته، محدودًا في أضراره، ولكن تفاعل الأهل معه، وتأثرهم به يكون شديدا لدرجة تكون معها حاجتهم للمساعدة أكبر من حاجة الطفل للعلاج. مثال واضح على

ذلك نجده في بكاء الرضيع، فرغم أن هذه الحالة تعتبر من أهون المشاكل الصحية التي قد يمرّ بها الطفل، إلا أن مردودها سلبي جدًا على الأبوين، من حيث فقدانهم لساعات النوم والراحة، بالإضافة إلى خوفهم الشديد على الطفل وشعورهم بالمسئولية عما يعانيه، مما يؤدي إلى الشعور بالعجز والإحباط والاكتئاب، وعلى وجه الخصوص إذا كان الأبوان حديثيّ عهد بالأطفال. في الواقع البعض أخبرني مازحًا أنهم لن يفكروا في إنجاب طفل آخر، إلا إذا ضمنت لهم أن الطفل الجديد لن يكون "صيّاح" مثل هذا الذي بين أيديهم! وذاك كان من أطرف ما صادفني كطبيبة، وأدركت كم أن المعرفة ضرورية جدًا للقضاء على الخوف من المجهول، فقلت للأبوين: لا أستطيع أن أضمن لكم ذلك، ولكنني أضمن لكم أنه بعد أن تستمعوا لما سأقول، فإن "صيّاح" هذا سوف يكون بردًا وسلامًا على الجميع.

بكاء الرضيع ...إعادة البهاء إلى المساء

مـا أروع تلـك الدقائـق التـي تسبـق غـروب الشـمس، ويـا لشـاعريتها، ترتـاح فيهـا النفـس وترنـو فيهـا الـروح لـكل مـا هـو جميـل، ويستعـد فيهـا النـاس لاستقبـال الليـل بمـا فيـه مـن راحـة وطمأنينـة. لا أعـرف أحـدًا لا يأسـره منظـر الشـمس وهـي تغيـب فـي الأفـق علـى استحيـاء، ففـي الوقـت الـذي تودعنـا فيـه دون إذن منـا، هـا هـي تعدنـا بثقـة بأنهـا سـوف تلتقينـا غـدًا.

ولكـن مهـلًا، فقـد لا يحمـل غـروب الشـمس وقـدوم سـاعات الليـل الأولـى للأبويـن الذيـن يعانـي طفلهمـا مـن بكـاء الرضيـع، نفـس التباشيـر التـي يحملهـا للآخريـن، إذ عـادة مـا يحتـد بكـاء طفلهمـا فـي هـذا الوقـت مـن اليـوم بالـذات، رغـم أنـه قـد يعـاوده البكـاء فـي أي وقـت.

هـل يصـل الأمـر بأحدهـم أن يكـره بعـض سـاعات الليـل أو النهـار؟ نعـم، هـذا مـا يحـدث بالفعـل، فحيـن نربـط بيـن الزمـن وبيـن الألـم، والمعانـاة، والضعـف، وقلـة الحيلـة، فإننـا لا ننصـف الزمـن! لازلـت أذكـر كيـف أخبرتنـي إحداهـن أنهـا أصبحـت تخشـى قـدوم المسـاء ودخـول الليـل، مـع مـا يحملـه لهـا مـن معانـاة مـع طفلهـا الـذي يبكـي دون توقـف!

بكـاء الرضيـع أو مغـص الرضيـع، تلـك الحالـة العابـرة التـي تكـاد تكـون نتـاج تطـور النمـو الطبيعـي لأي طفـل، مـع اختـلاف حدتهـا مـن طفـل لآخـر، كيـف تتحـول إلـى شبـح يخشـاه الآبـاء والأمهـات بهـذا الشكـل؟

151

رغم علمنا أن الطفل الذي يعاني من مغص الرضيع هو طفل سليم معافى وينمو بشكل طبيعي، إلا أنه من الضروري عرضه على الطبيب في البداية، للتأكد من عدم وجود أي سبب آخر لنوبات البكاء، وحتى يكون تشخيص مغص الرضيع قد بُني على أساس طبي سليم وليس على افتراضات الأبوين أو الأهل أو غيرهم.

نعم هو مغص الرضيع إذاً! تلك النوبات من البكاء التي قد تنتاب الطفل في أي وقت من نهار أو ليل، ولكنها في الغالب تزداد حدتها مع قدوم المساء. تبدأ هذه النوبات في مداهمة الطفل بين عمر الأسبوعين إلى ثمانية أسابيع، وتبلغ ذروتها عند عمر الستة أسابيع، فترهق الطفل، وتقض مضجع الأبوين، وتحوّل فرحتهم بقدوم الطفل إلى قلق وترقب، مع كثير من التساؤلات، ما الذي يجرى؟ وما الذي يمكن فعله؟ ومن يمكنه المساعدة؟

لا يؤذي البكاء الطفل بقدر ما يؤذيه التفسير الخاطئ للبكاء وما يترتب عليه من إجراءات وتدخلات، تلك التي تأتي من الأهل والمحيطين وكل من يتطوع بنصح الأم عن غير علم ولا دراية، بما قد يكون له ضرر بالغ في حاضر الطفل ومستقبله.

رغم أن مرحلة بكاء الرضيع هذه مرحلة عابرة، لا تحتاج لأي تدخل طبي، إلا أن التعب والإرهاق والشعور بالعجز حيال ما يحدث للطفل، عادة ما يدفع الأبوين إلى طلب النصيحة من الجميع، وبذلك يكونون

عرضـة للمخاطـر، نعـم، المخاطـر، فحديـث أحدهـم الخاطـئ والغيـر مسؤول أمـام الأبويـن عـن وجوب وقـف الرضاعة الطبيعية عـن الطفل لأنه سمـع أنهـا السبـب فـي بكاء الطفل، قـد يحـرم هذا الطفل المسكين وللأبـد، مـن أهـم مقومـات الحياة لديه وهو حليب الأم. والأدهـى مـن ذلـك أن تنصـح إحداهـن الأم باستعمـال التركيبـات الاصطناعيـة البديلة التي تحتوي على كل تلك الزيوت المهدرجة التي سوف تكون سببا في إصابته بالأمراض المزمنة فيما بعد.

مـا يؤذي الطفل أيضًا هـو ذلـك الخوف اللاعقلانـي لـدى الأبويـن مـن أن يكون الطفل مصابًا بمرض خطير، والـذي يدفعهم إلى التنقل بالطفل مـن طبيب لآخر، وإلحاحهم على الأطبـاء فـي أن يقوموا بعمل فحوصـات طبيـة لا حصـر لهـا للطفل، للاطمئنـان وإزالة الشـك، وهذا أمـر قـد لا يحتاجه الطفل، وهـو مرهق جدًا للأهل وللطفل معًا، ولا يخلو مـن الضرر.

بكاء الرضيـع هـو مـن أوائـل الأحداث التـي يُختبر بهـا صبـر الأبويـن على مكاره رعاية الأبنـاء وتحملهم مشقاتها. حفاظ الأبوين على هدوء الأعصاب هـو أمـر فـي غاية الأهميـة، حيـث ان الطفل بالفطرة يشعر بالأبوين، وكلما زاد فزع الأبويـن كلما ازداد بكاء الطفل. كما أن رعايـة الأطفـال على وجه العموم تحتاج إلى شيء مـن الحكمة وإتقان فن الصبـر، والطمأنينة، والتعامل بهدوء وتفاؤل مـع كل تلك الأحداث التي لا شـك أنهـا سوف تكون كثيـرة ومتنوعة في حياة كل طفل. ومما يدعو للتفـاؤل هنـا هـو أن يدرك الأبوان حقيقة أن هذا البكاء هـو أمـر مؤقت، وأنه سوف لن يستمر لفترة طويلة.

إلا أنه يجب التذكير هنا أن الطفل الذي يعاني من مغص الرضيع هو كغيره من الأطفال الآخرين الطبيعيين، قد يصيبه ما يصيبهم من أمراض الطفولة الأخرى العابرة في أي وقت، ولهذا كان ضروريًا في كل مرة يبكي فيها الطفل أن نتأكد من أنه ليس هناك سبب آخر للبكاء غير مغص الرضيع الذي شخصه لك طبيب الأطفال من قبل، وذلك بتفحص الأم لجسم الطفل بسرعة، ملابسه وحفاضه وكل ما يمكن أن يعكر صفوه، أو ما قد يشير إلى حدوث مرض طارئ جديد، ربما يحتاج معه الطفل إلى الرعاية الصحية على يد الطبيب.

كما أنه ليس من الحكمة إهمال الطفل وتركه يبكي بحجة أننا قد عرفنا أن هذا هو مغص الرضيع، وأن لا شيء يمكننا فعله حياله. في الواقع، حمل الطفل برفق وارضاعه، والتحدث إليه بصوت خافت قد يخفف كثيرًا من حدة البكاء لديه ولو لفتره قصيره، إلى جانب أن الرضاعة الطبيعية تعمل على إفراز هرمون السعادة لدى الأم، مما يساعدها على الهدوء ومواصلة العناية بطفلها على أكمل وجه. كما أن عمل حمام ماء دافئ للطفل قد يساعده على الاسترخاء أو النوم ولو لبرهة قصيرة.

يجب ألا يتوهم أحد أبدًا، أن حليب الأم هو سبب ما يعانيه طفلها، فهذا ليس من الحقيقة في شيء. كما يجب ألا يتوهم أحد أبدًا أن إيقاف الرضاعة الطبيعية قد يفيد بأي شكل من الأشكال في تخفيف ما يحدث للطفل من نوبات مغص وبكاء. ويجب أن تتيقن كل أم أن

حليب الأم هو أفضل ما يمكن أن تقدمه لطفلها في هذا الوقت وفي كل وقت، وينبغي عليها أن تستمر في الرضاعة الطبيعية بصورة منتظمة وفعالة، مع الانتباه إلى ضرورة أن يرضع الطفل لوقت كافي لحصوله على الحليب الدسم المتأخر، الذي يشعر الطفل بالشبع والسكينة، وبالتالي يخفف من حدة بكائه، وعدم الالتفات لكل من يدعوها لغير ذلك. لقراءة المزيد في هذا الشأن الهام، أرجو مراجعة موضوع حليب الأم.

لا تحتاج الأم لأي تغيير في عاداتها الغذائية السليمة بسبب بكاء طفلها الرضيع، كما أنها لا يجب أن تتوقف عن تناول أنواع معينة من الخضروات والفاكهة الضرورية لها، إلا أنه من المفيد لها ولطفلها الابتعاد عن المشروبات الغازية، والإقلال من شرب الشاي والقهوة قدر المستطاع.

ما تحتاجه الأم بالفعل هو الحصول على بعض الراحة، وقدر من النوم، حتى تستطيع مواصلة رعايتها لطفلها والمحافظة على سلامها الروحي، وهذا يتطلب الكثير من الصبر من جانبها، كما يتطلب المؤازرة والمساندة والدعم المعنوي من جانب الأهل والمحيطين بها، حتى تمر هذه المرحلة من عمر الطفل بسلام.

لا يحتاج الطفل لاستعمال أي أدويه على الإطلاق، فالأدوية المتوفرة بهذا الخصوص علاوة على كونها غير فعاله، فهي من الممكن أن

تسبب مشاكل كثيرة للرضيع مثل الإمساك والخمول وعدم قدرة الطفل على الرضاعة الطبيعية. كما أنها قد تخفي الأعراض التي تشير إلى بعض الأمراض الأخرى التي ربما تصيب الطفل، وبذلك تجعل من الصعب تشخيص المرض في وقته مما قد يحدث عنه مضاعفات خطيره للطفل. لا يحتاج الطفل أيضًا لما يسمى شاي الأطفال، أو أي مشروبات أخرى، لأنها قد تزيد من نوبات البكاء لديه بسبب احتوائها على السكر الذي يسبب التخمرات والغازات المعوية، كما أنها ضارة جدًا بعملية الرضاعة الطبيعية التي هي عصب حياة الطفل.

قد يبدو للأهل أن لا شيء يمكن أن يفيدهم في التخلص من نوبات بكاء طفلهم الرضيع، وهذا قد لا يكون منافيا للحقيقة في الواقع، إلا أنني أؤكد لهم أنه إذا كان من شيء ذو فائدة سحرية للطفل فهو مساعدة الطفل على التخلص من الغازات المعوية والعمل على ضمان عدم تراكمها!

الغازات المعوية هي جزء من انتاج عملية هضم وامتصاص الطعام الطبيعية، وإذا تُرك لها المجال لتخرج بسهولة، فلن تسبب أي أذى يذكر للطفل. ولكن استعمال حفاضات الأطفال المانعة للتسرب طوال الوقت، يجعل من الصعب خروج هذه الغازات بصورة فعالة، مما يؤدي إلى تراكمها وتسببها في آلام معوية شديدة تعرف بالمغص، ونوبات شديدة من البكاء. لا يجب تصديق أنه يوجد حفاض يتنفس، مهما غلا ثمنه، ومهما حاول البعض اقناعك بذلك. وعليه فإنه من

الضروري جدًا أن تقوم الأم بترك الطفل بدون حفاض لفترة من الوقت كل يوم. تفعل ذلك أربع مرات يوميًا على الأقل، بمعدل عشر دقائق الى ربع ساعة في كل مرة، وأفضل وقت لذلك هو وقت تغيير حفاض الطفل، حيث يُترك الطفل بدون حفاض مدة ربع ساعة، قبل أن يلبس الحفاض الجديد. ترك الطفل بدون حفاض يساعد على خروج الغازات بصورة دورية، وبذلك لا تتجمع بدرجة كافية لإحداث كل ذلك المغص والألم. يجب أن يتم ذلك بشكل يومي، ومنذ اليوم الأول من عمر الطفل، وأن يستمر فعل ذلك إلى يوم يتوقف الطفل عن استعمال الحفاض، نعم، الاستمرار في التهوية اليومية هو أقل ما يمكن أن نقدمه من إحسان إلى ذلك الجزء من جسم الطفل الذي سوف يغلفه البلاستيك لمدة سنتين على الأقل.

الإمساك... حتى لا ينكسر الطفل

هل من الممكن أن يقضي مرض يعتبره الجميع بسيطًا على شخصية طفل وثقته بنفسه؟ هل من الممكن أن يؤثر على قدرته على التحصيل العلمي؟

لك أن تتخيل معاناة طفل مصاب بالإمساك وهو يتنقل من طبيب إلى آخر باحثًا عن حل، في الوقت الذي يحمل فيه كل تلك الأكياس من الأدوية التي لم تجده نفعًا، وقد فقد الثقة بالجميع، وانطوى على نفسه ينظر إليها بازدراء، ويترقب بحذر أن تعاوده تلك الآلام المبرحة، أو أن ينهره الأهل ويعنفونه على طول بقائه في دورة المياه، أو على ما شاع في الجو من روائح كريهة يصعب تحملها من أقرب الأقربين.

تبقى قاصمة الظهر تلك المضاعفات التي تؤدي إلى التبرز اللاإرادي، واتساخ ملابس الطفل الداخلية أثناء وجوده في المدرسة، حين يشيع أمره بين زملائه، فتصبح المدرسة عندها بمثابة سجن روحي كبير، مع كثرة الغمز واللمز، ناهيك عن الأسئلة الفجة المباشرة بخصوص البقع أو الرائحة أو كليهما. ذلك الضغط النفسي الهائل قد يدفع الطفل إلى الانكسار النفسي، واللجوء إلى العزلة وتفادي الذهاب إلى المدرسة، مما قد يقضي على مستقبله التعليمي والاجتماعي في آن واحد. في اعتقادي لو أن طفلًا واحدًا كان قد مر بهذه المعاناة، لكان ذلك كافيًا ليجافي النوم أعين الكثيرين ممن رأى وسمع، ولكنهم أطفال كُثر في الواقع. وقد يحزن البعض حين يعلم

أن مثل هذا المصير القاسي الذي سيق إليه الطفل كان من الممكن تفاديه من البداية باتباع خطة علاج محكمة تتطلب المعرفة والإدراك والصبر على طول مدة العلاج والتي قد تستمر إلى عدة أشهر.

من المعلومات المهمة التي يجب أن تعرفها الأم وكل من يعتني بالطفل أنه من الضروري أن يتبرز الطفل مرة واحدة على الأقل يوميًا، وأن يكون البراز لينًا، وأن لا تكون هناك أي صعوبة في عملية التبرز مثل بذل المجهود أو الدفع أو احمرار الوجه أو البكاء، وأن تعرف كذلك أن كل ما خالف ذلك فهو الإمساك، الذي تجب معالجته بحكمة منذ البداية، حتى لا تتحول حياة الطفل إلى معركة نفسية خاسرة مع الإمساك، تنتهي بتحول الطفل إلى إنسان عصبي المزاج، منعزل، منطوي على نفسه، يبحث عن أغرب الأماكن ليقضي فيها حاجته، لا يكاد يمرّ عليه يوم دون لوم أو تعنيف من أهل نفذ صبرهم وتقطعت بهم السبل.

لماذا كان قضاء الحاجة اليومي ضروريًا لصحة الطفل؟
ذلك للتخلص من كل تلك السموم التي تطرحها الأمعاء مع الفضلات يوميًا، قبل أن يعود الجسم فيمتصها إذا بقيت في مكانها لليوم التالي. كما أن بقاء تلك الفضلات في القولون فترة أطول يؤدي إلى يبوستها وصعوبة خروجها فيما بعد، مع كل ما يصاحب ذلك من ألم ومعاناة.
في الواقع إن الإمساك المزمن يؤدي إلى تراكم الفضلات بشكل كبير جدًا في الأمعاء الغليظة أو القولون يومًا بعد يوم، مما ينتج عنه توسع القولون إلى أضعاف حجمه الطبيعي ليستوعب كل تلك الفضلات، وهذا بدوره يضعف الشعور بالرغبة في قضاء الحاجة تدريجيًا، ويؤدي إلى المزيد من الإمساك.

لماذا يحدث الإمساك لبعض الأطفال دون غيرهم؟

على الرغم من أنه لا يوجد سبب عضوي لمعظم حالات لإمساك عند الأطفال، وأنه في الغالب إمساك وظيفي، بمعنى وجود بطء في حركة أمعاء الطفل يؤدي إلى تعثر عملية إخراج الفضلات في وقتها المفترض، إلا أن الغذاء غير المتوازن واعتماد الطفل على تناول الحليب ومشتقات الألبان بصورة كبيرة، وعدم تناول كمية كافية من الماء والسوائل، قد تزيد من تفاقم مشكلة الإمساك لدى الطفل بشكل كبير.

قاعدة هامة

كيفية جلوس الطفل وقت قضاء حاجته، ومكان الجلوس والظروف المحيطة بذلك هي من أكثر العوامل المؤدية للإمساك عند الأطفال.

ما العمل؟

نظرًا لوجود حالات نادرة يكون الإمساك فيها بسبب عضوي مثل قصور الغدة الدرقية أو أمراض وراثية، فإنه يجب على الأهل عرض الطفل المصاب بالإمساك على طبيب الأطفال للتأكد من تشخيص المرض، ومن ثم الإسراع في بدء العلاج تحت الإشراف الطبي. من الضروري أن تشتمل خطة علاج الإمساك الوظيفي الناجحة على الآتي:

• تنظيف المستقيم
• استعمال شراب ملين

- خلق تجربة مريحة
- الاهتمام بغذاء الطفل
- الاهتمام بحركة الطفل
- المؤازرة النفسية للطفل
- الصبر ثم الصبر ثم الصبر

تنظيف المستقيم

إزالة ما تحجر من براز وتنظيف المستقيم عن طريق تحاميل الجلسرين أو الحقنة الشرجية إذا لزم الأمر، هي أولى خطوات العلاج الناجح للإمساك. يجب أن يدرك الأهل جيدًا أنه إذا كان قد مرّ على الطفل أكثر من يومين دون تبرز، فمن المؤكد أن الفضلات في نهاية الأمعاء الغليظة أو المستقيم، تكون قد تحجرت وصار من الصعب جدًا إخراجها حتى لو تحركت الأمعاء بصورة طبيعية بفعل الدواء المليّن فيما بعد، لذلك كان من الضروري جدًا استعمال التحاميل المليّنة للطفل في نفس الوقت الذي يُعطَى فيه الطفل الشراب المليّن، حتى لا تتسبب عملية خروج البراز القاسي في شرخ شرجي للطفل، مع كل ما يعنيه ذلك من نزف وألم كبير.

التحاميل ليست علاجًا للإمساك، هي فقط عنصر مساعد في الأيام الأولى من علاج الإمساك، ويجب ألّا تُستخدم وحدها، وأن تُستخدم فقط لأيام محدودة من يومين إلى ثلاثة أيام، حسب شدة امساك الطفل وطول مدته. يجب الاحتفاظ بتحاميل الجلسرين في وعاء محكم القفل في مكان بارد، للاستعمال وقت الضرورة.

من الواجب الإشارة هنا إلى أن الحقنة الشرجية مؤلمة للغاية، وهي تجربة جسدية ونفسية قاسية على الطفل، وقد تتسبب في خلل في توازن أملاح الجسم الضرورية لديه، ولذلك من الأسلم الابتعاد عنها.

استعمال الشراب المليّن

استعمال الشراب المليّن، والذي قد يأتي على هيئة بودرة تُحلّ في الماء، بشكل يومي وبكل أمانة ولمدة عدة أشهر متتالية، هو العمود الفقري لخطة علاج الإمساك الناجحة. جرعة المليّن المناسبة للحصول على حركة أمعاء منتظمة بشكل يومي وبدون ألم تختلف من طفل لآخر، ولذلك قد يكون ضروريًا في البداية زيادة الجرعة أو إنقاصها للحصول على النتيجة المطلوبة، طالما كان ذلك في حدود الجرعة المسموح بها حسب عمر الطفل ووزنه.

لا تحاول أن توقف الشراب المليّن بسرعة عندما تنتظم حركة أمعاء الطفل، ويصبح قادرًا على التبرز اليومي بشكل طبيعي، لأن من المؤكد أن الإمساك سوف يعود من جديد بمجرد التوقف عن استعمال الدواء. تلك الفترة الطويلة من استعمال الشراب المليّن هي في الواقع ضرورية جدًا حتى يتم خلالها ترميم القولون بشكل كامل وعودته لحجمه الطبيعي الذي كان عليه قبل إصابة الطفل بالإمساك، عندها فقط يكون الشفاء التام. أدرك تمامًا أنه يصعب على الأهل تقبل فكرة الاستمرار في استخدام أي دواء فترة طويلة بعد أن تتحقق الغاية المرجوّة منه، والذي يبدو لهم أنه الشفاء، وهذا منطق سليم ومفهوم، ولكن الأمور ليست بظواهرها دائمًا.

قاعدة هامة

استعمال الشراب المليّن فترة كافية لرجوع القولون إلى حجمه الطبيعي هو الخطوة الأكثر أهمية في تخلص الطفل من الإمساك نهائيًا، لأنه عندها فقط يصبح بمقدور الطفل الشعور بالرغبة في قضاء الحاجة يوميًا.

لا داعي للقلق من طول مدة استعمال المليّن، فهو غير قابل للامتصاص في أمعاء الطفل، ولذلك فهو آمن إلى حد كبير، وليس له مضاعفات جانبية تذكر، إلى جانب أن الطفل لن يتعود عليه كما يعتقد البعض.

يجب الانتباه إلى ما يسمى الإسهال الكاذب، وخاصة في بداية مرحلة العلاج، حيث قد يحدث أن يتكرر قضاء الطفل لحاجته عدة مرات في اليوم، وتكون الفضلات المطروحة خارجًا شبه سائلة وذات كمية قليلة جدًا في كل مرة، عندها قد يظن الأهل أن هذا نوع من الإسهال، وأنه قد حدث بسبب جرعة المليّن العالية التي يتناولها الطفل، لكنه في الحقيقة ليس كذلك، بل على العكس، فهذا يعني أن الفضلات المتحجرة لازالت موجودة في المستقيم وهي تعيق عملية الإفراغ الكامل له، بمعنى أن الاستجابة للملين كانت استجابة جزئية وليست كافية. ومن الضروري في هذه الحالة العودة لاستعمال تحاميل الجلسرين لمدة يومين أو ثلاثة إضافية مع زيادة جرعة المليّن للطفل.

خلق تجربة مريحة

تجربة الطفل وقت قضاء الحاجة هي أحد أهم العوامل التي تحدد نسبة نجاح الخطة العلاجية للإمساك. ولذلك كان من الضروري العمل على جعل هذه التجربة مريحة وغير منفرة للطفل، ومساعدة الطفل على تكوين روتين يومي طبيعي لقضاء الحاجة، لا يشعر معه الطفل أنه يقوم بعمل إلزامي هو مُكرَه عليه. علينا أن نتذكر أن ما يحدث من نزاع ومعاناة في هذه الغرفة الصغيرة الثانوية من البيت والتي تسمى دورة المياه قد يبقى في ذاكرة الطفل مدى الحياة وقد يكون له أثر سلبي في نفس الطفل لا يستطيع أمهر الأطباء النفسيين أن يمحوه!

التواصل الإيجابي مع الطفل بأسلوب سهل وكلمات بسيطة في رفق ولين، كفيل بأن يضمن تجاوبه مهما كان عمره. يجب أن نوضح للطفل الغاية من كل خطوة نريد منه التجاوب بشأنها، حتى لو اعتقدنا أنه أصغر من أن يفهمنا!

حث الطفل على الجلوس على المرحاض ثلاث مرات في اليوم عقب تناول الوجبات إن أمكن، سوف يساعده على الوصول إلى ذلك الروتين اليومي الفعال المستهدف، كما أن مكافأة الطفل على تعاونه، حتى وان لم يتمكن من قضاء حاجته، سوف تشجعه على الاستمرار في المحاولة حتى يتم التخلص من الإمساك نهائيًا.

من الضروري أن يكون جلوس الطفل مريحًا وقت قضاء الحاجة، بحيث تكون قدماه ثابتتان على الأرض. في الواقع إن مقعد المرحاض ليس مناسبًا للطفل دون سن الثلاث سنوات، حتى بعد إضافة أجزاء أخرى إليه! إن استخدام مرحاض خاص بالطفل الصغير هو أمر ضروري للغاية في البداية، وذلك حتى يصل جسم الطفل إلى الحجم المناسب الذي يمكنه من استخدام مرحاض الكبار بسهولة، مع أجزاء إضافية بالطبع!

إن مرافقة الطفل وقت قضاء الحاجة في بداية تنفيذ خطة العلاج، ومحاولة تسليته وصرف انتباهه عما يجري، وإعطائه الوقت الكافي للاطمئنان ونسيان ذكريات الألم المعتاد، له أكبر الأثر في الوصول إلى بر الأمان.

الاهتمام بغذاء الطفل

التغذية السليمة تتطلب أن يحتوي طعام الطفل على كمية كافية من الخضروات والفواكه، وتشجيعه على شرب الماء والسوائل الأخرى مثل الشوربة وغيرها، والاهتمام بغذاء الطفل، هو جزء فعّال من علاج الإمساك، لا ينجح بدونه. ومن الضروري أن يكون ذلك مع بداية العلاج بحيث تعمل الأم على جعل الأطعمة الغنية بالألياف الغذائية التي تساعد على انتظام حركة الأمعاء، جزءًا أساسيًا من طعام الطفل اليومي الذي يألفه، حتى الوصول إلى مرحلة يكون فيها الغذاء وحده كافيًا للحفاظ على حركة أمعاء منتظمة وفعالة لدى الطفل بعد انتهاء مدة استخدام المليّنات. يعتبر الخوخ والدراق والعنب والمشمش من

الفواكه الجيدة لمكافحة الإمساك، وكذلك الفواكه المجففة مثل التمر والتين والخوخ الأسود والزبيب. وحتى يسهل على الطفل تناول هذه الفواكه المجففة يمكنك عمل منقوع من مزيج هذه الفواكه في الماء مع إضافة القليل من ماء الورد، وتركه عدة ساعات في حرارة الغرفة حتى تلين هذه الفواكه، ثم بعد ذلك يوضع في الثلاجة، ويقدم بعضه للطفل بشكل يومي. كما يمكن أيضًا خلط هذه الفواكه المجففة التي نُقعت في الماء فترة من الوقت، مع ماء النقع في الخلاط الكهربائي وتقديمها للطفل كنوع من العصير.

من الضروري تشجيع الطفل على تناول الخضروات التي تساعد على تحريك الأمعاء مثل اليقطين والبروكلي والملفوف والكرفس والفليفلة الخضراء والكوسا والقرع الأخضر الطويل. ويعتبر اليقطين من أهم الخضروات التي تساعد على انتظام حركة الأمعاء وبالتالي تفادي حدوث الامساك، وهو سهل الهضم أيضًا، ويحتوي على الكثير من الفيتامينات والعناصر المفيدة لنمو الطفل.

إذا لم يتقبل الطفل هذه الخضروات فيمكنك تحضير مشروبات منها وهي طازجة دون طهي في الخلاط الكهربائي مع بعض الماء وأيّ نوع من الفواكه يرغبه ويفضله الطفل، كالفراولة أو المانجو مثلًا، ولكن تذكر أنه من الضروري جدًا ألا يراك الطفل وأنت تقوم بتحضير هذه المشروبات، حتى لا يرفضها لعلمه بوجود الخضروات فيها.

تعتبر الأسماك من الأطعمة المفيدة للطفل في حالة الإصابة بالإمساك، فهي تعمل على تنشيط حركة الأمعاء بفضل ما تحتويه من زيوت طبيعية فعالة.

في المقابل هناك بعض الأطعمة التي من الأفضل أن يبتعد عنها الطفل الذي يعاني من الإمساك، أو على الأقل ألّا يتناولها بكثرة، وهي تشمل الموز، البطاطس، خليط الأرز مع اللبن الرائب، وكل ما يثبت بالتجربة أنه يزيد من حالة الإمساك عند الطفل.

قاعدة هامة

الإقلال من تناول الحليب ومشتقات الألبان هو جزء أساسي من علاج الإمساك، إذ يجب ألّا يزيد ما يتناوله الطفل منها عن حصتين في اليوم.

الاهتمام بحركة الطفل

مساعدة الطفل على كثرة الحركة حسب عمره، باصطحابه للمساحات الخضراء والحدائق، ليلعب ويجري في الهواء الطلق، وحث الأطفال الأكبر سنًّا على المشي والركض وعدم الجلوس لفترات طويلة للألعاب الالكترونية. ومن المفيد أيضًا اشتراكهم في فرق رياضية للصغار أو نشاطات مختلفة متوفرة يرغبونها. احرص على أن تكون الحركة والنشاط أسلوب حياة دائم للطفل وليست شيئًا عابرًا. لا تربط بين الحركة والنشاط وبين المرض في عقل الطفل، لا تخبر الطفل أنه عليه أن يتحرك لأنه مصاب بالإمساك أو غيره من

الأمراض، فذلك سوف يجعله ينظر للنشاط على أنه وظيفة، أو عمل إجباري، وعندها سوف ينفر من الحركة والنشاط معًا. ينبغي أن يكون النشاط ممتعًا ومتنوعًا بالنسبة للطفل وأن يشارك في اختياره.

المؤازرة النفسية للطفل

ويكون ذلك بالهدوء وضبط النفس، واظهار المودة والتعاطف مع الطفل والاهتمام بشكواه وإن تكررت.

طمأنة الطفل بأنه سوف يكون بخير، حتى لو لم يكن الطفل في عمر الكلام بعد، وأنه قادر على تخطي هذه الأيام الصعبة، له أكبر الأثر في تفاعل الطفل الإيجابي حتى الوصول إلى مرحلة الشفاء.
عدم التحدث عن مرض الطفل أمام الآخرين وخاصة في وجوده، أو جعله يشعر بالخجل مما يعانيه، لما قد يحدثه ذلك من أثر سلبي في نفسه، سيبقى معه طويلاً.

الصبر ثم الصبر ثم الصبر

نعم، الكثير من الصبر. لا شك أن في رعاية الطفل المصاب بالإمساك عناء كبير، وهي تتطلب جهدًا إضافيًا قد لا يكون سهلاً على الأم التي ترعى غيره من الأطفال. تتمثل هذه المشقة في الاستعمال اليومي للشراب المليّن، وما قد يتبع ذلك من عدم تعاون الطفل ورفضه لتناول الدواء مع طول مدة العلاج، وقد يرافق ذلك كله شعور لدى الأهل بالضغط النفسي والإحباط. كما قد يفقد الأهل السيطرة على ردة فعلهم في بعض الأحيان، وخاصة إذا كان الطفل عنيدًا، ومن

المجدي في هذه الحالة التحلي بالصبر، وعدم الاندفاع وراء الرغبة في معاقبة الطفل أو نهره أو زجره. لا تحوّل صراع الطفل مع المرض إلى صراع بينك وبين طفلك، بل خذ جانب الطفل وساعده وساعد نفسك بصبر جميل.

البلل النهاري.. تجفيف منابع القلق

يتفاءل الجميع عند التحاق الطفل بالروضة لأول مرة، حيث تبدأ رحلته التعليمية المبكرة، ويكون ذلك بمثابة نقلة نوعية في حياة الطفل، فها هو يتحول من كونه طفل منزلي في الأساس إلى طفل ذي مهارات عدة وجدول أعمال مزدحم ينتقل خلاله بين البيت والروضة. لا شك أن ذلك يجلب للأهل الكثير من السرور والغبطة، وربما للطفل أيضًا . وبما أن التوجه السليم الذي تدعمه الأدلة والبراهين هو أن يكون اللعب هو وسيلة الطفل للتعلم حتى عمر السابعة، فإن الأمر سوف يكون طبيعيًا إذا التزم المسؤولون التربويون والمربون بذلك. لكن الطفل قد يجد في بعض الأحيان شيئًا من الرهبة حين تحتم عليه تلك الحياة الجديدة نمطًا معينًا من التصرفات الروتينية التي لم يكن يسلكها من قبل، والتي قد يراها مقيدة بعض الشيء. ويأتي تفاعل الطفل مع هذه الرهبة في صور متعددة كأن يرفض الذهاب إلى الروضة ومغادرة البيت، وقد يبكي عند وصوله للروضة ويطلب العودة مع الأهل للبيت، أو يطلب أن تبقى الأم معه في الروضة. سوف يعتاد هؤلاء على الروضة في القريب العاجل دون أي تدخل يذكر، علينا فقط أن نتحدث معهم ونخبرهم أننا قريبون جدًا منهم، وأننا سوف نكون بجانبهم وقت حاجتهم الحقيقية لنا. والأهم من ذلك أن نحاول أن نشرح لهم بلغة بسيطة أن المعلمين في الروضة حريصون جدًا على سلامة الطفل وحمايته وإرضائه كما يفعل الوالدان في المنزل تمامًا، وهم مسؤولون عنه في غياب الأهل.

البعض الآخر من الأطفال قد لا يبدو عليهم ما يثير الريبة، ويظن الأهل أن كل شيء على ما يرام، إلا أنه وبعد فترة وجيزة تلفت الروضة انتباههم إلى أن الطفل أصبح يعاني من التبول اللاإرادي خلال وجوده في الروضة، أو ما يعرف بالبلل النهاري، وقد يلاحظ الأهل أنفسهم حدوث ذلك في البيت أيضًا . لا شيء يقلق الأهل مثل استدعائهم من قِبل الروضة لإخبارهم بأن طفلهم قد فقد واحدة من أهم القدرات والمهارات التي سبق وأن اكتسبها بجدارة، ألا وهي قدرة التحكم في عملية التبول.

في الواقع إن هذا ما يحدث بالضبط ولمجموعة ليست بالقليلة من الأطفال، وخاصة البنات، وعادة ما تأتي الأم مسرعة للعيادة وقد علت وجهها سحابة من الحزن والترقب بصورة توحي بأن أمرًا جللًا قد حدث. وأكاد أجزم بأن هذه واحدة من حالات طب الأطفال التي تحتاج فيها الأم للعلاج وليس الطفل، بمعنى أن التهدئة من روع الأم وطمأنتها ومساعدتها على التعامل السليم مع ما يمرّ به الطفل، هو كل ما يلزم في هذه الحالة، حيث أنه لا توجد مشكلة عضوية عند الطفل في الغالب، كما أن فحص البول عند هؤلاء الأطفال يكون طبيعيًا . وعلى الرغم من أنه توجد أسباب أخرى للتبول اللاإرادي النهاري، إلا أن كل الحالات التي رأيتها تقريبًا، وهي حالات كثيرة في الواقع، كانت بسبب التوتر والانشغال بتجربة حياتية ونفسية جديدة مثل دخول الروضة.

يمثل التبول اللاإرادي النهاري في هذه الحالة ردة فعل لاإرادية على كل ذلك الضغط النفسي والقلق الذي يواجهه الطفل يوميًا بسبب حياته الجديدة في الروضة وكثرة متطلباتها، كما قد يكون سببه الانهماك في نشاطات تلك الحياة الجديدة والاستمتاع بها لدرجة يهمل الطفل معها الاستجابة للشعور بالحاجة لدخول دورة المياه. لا يريد الطفل في العادة أن يترك اللعب ليذهب إلى دورة المياه، وإن ذهب فإنه قد لا يعطي نفسه الوقت الكافي لإتمام المهمة حتى يعود بسرعة لما كان يفعله. ثم إن بعض الأطفال قد يخجل أن يطلب الذهاب لدورة المياه لأن أحدًا لم يخبره أنه باستطاعته طلب ذلك من المعلمة عند الحاجة وبكل سهولة، كما أنه قد يخجل كذلك من أن ترافقه المشرفة إلى دورة المياه، فهو قد اعتاد أن تقوم الأم بهذه المهمة. البعض الآخر يتحاشى الذهاب لدورة المياه بسبب وجود أطفال آخرين فيها، الأمر الذي لم يعتده من قبل، أو لأنه يساوره شك في مدى نظافتها. ورغم الصمت الذي يبديه هؤلاء الأطفال إلا أنه تظهر عليهم علامات واضحة تدل على مقاومتهم الشعور بالحاجة السريعة للتبول، ومن هذه العلامات الارتباك، ضم الركبتين مع التحرك يمينًا ويسارًا، وجلوس القرفصاء وما شابه ذلك.

التخفيف من قلق الطفل ودعمه ومساندته هو أهم ما يمكن تقديمه للطفل من علاج في هذه الحالة. تشجيع الطفل على الذهاب إلى دورة المياه بصورة دورية حتى وإن لم تكن لديه الرغبة في ذلك، هو الإجراء الأهم لتفادي التبول اللاإرادي النهاري. على كل من يهتم

بالطفل سواء في البيت أو في المدرسة حث الطفل على الذهاب إلى دورة المياه والتبول كل ساعتين حتى يعتاد الطفل على إفراغ المثانة بالكامل وبالتالي لا يكون هناك مجال للمفاجآت. يجب ألا ننتظر حتى يطلب الطفل الذهاب إلى دورة المياه لأنه في معظم الأحيان لن يطلب ذلك وإن فعل فإن ذلك سوف يكون بعد فوات الأوان. ينبغي أيضًا ألا نسأل الطفل في كل مرة إذا كان يحتاج إلى الذهاب إلى دورة المياه أم لا، لأن الطفل سوف ينفي حاجته لها بالتأكيد، كما أنه قد يرفض الذهاب فعلًا مع حاجته الماسة لذلك، ولذا كان من الضروري أن تأخذ الطفل برفق وبدون تردد إلى دورة المياه حسب فترات محددة، وهذا في الواقع هو أساس نجاح خطة التعامل مع التبول اللاإرادي النهاري.   علينا ألا ننسى مكافأة الطفل معنويًا على تجاوبه حتى نضمن استمرار التعاون للوصول إلى بر الأمان.

ينبغي عدم وضع الطفل في مركز الانتباه، حتى لا نشعره بأن لديه مشكلة كبيرة فنزيد من قلقه دون أن ندري، كما يجب ألا ننتقده أو نلومه لأن ذلك لن يفيد في شيء وربما زاد الأمر سوءًا. الصبر والتحلي بالروح الإيجابية هو كل ما يحتاجه الأهل حتى تمرّ هذه المرحلة المؤقتة بسلام.

السمنة ... رشاقة الفكر أولا

تعتبر السمنة عند الأطفال من الأمراض التي يزيد انتشارها يومًا بعد يوم في معظم دول العالم شرقها وغربها. وتبذل المنظمات والهيئات الصحية المختلفة قصارى جهدها في وضع الدراسات وتحليل النتائج وكتابة التوصيات، أملًا في الحد من هذا الوباء الذي تفشى بشكل لم يعد يخفى على أحد.

لا يختلف اثنان على أن المعلومات المفصلة عن السمنة والتحذير منها باتت متوفرة في كل مكان تقريبًا ويستطيع كل إنسان أن يقرأ شيئًا عنها هنا أو هناك، بكل يسر وسهولة، إلا أنني سوف أكتب عن شيء آخر، مختلف تمامًا، إنه ذلك الجانب المنسي تقريبًا في هذا المرض. ما نحتاج جميعًا أن نعرفه هنا هو هل يساهم الأهل فعلًا بإصابة الطفل بالسمنة؟ وكيف ذلك؟ كيف ينمو هذا الطفل النحيل على مرأى ومسمع من الأهل والمحبين ليصبح ضخمًا تلاحقه قياسات الوزن المتكررة ومواعيد عيادات التغذية التي لا تنتهي، والنصائح التي تدور في مجملها حول الطعام والشراب، والدعوات المتواصلة إلى نبذ الجلوس والركون والخمول، إلى درجة يفقد معها الطفل جزءًا مهمًا من استمتاعه بطفولته، عندما يجد نفسه هدفًا دائمًا لنصائح المحيطين، وطلبهم وغضبهم ومقارناتهم التي لا تنتهي له بالآخرين وربما نعته بما لا يطيب لأحد أن يسمعه من ألقاب؟

على الرغـم مـن أن السـمنة هـي نتـاج لتداخـل عوامـل وراثيـة وبيئيـة كثيرة، إلا أن ذلك الطفل الذي حُرم من حليب الأم ربما ازدادت لديه مخاطر الإصابة بالسمنة، تمامًا كذلك الطفل الذي حرص الأهل على إطعامه الأطعمة المكملة قبل عمر الأربعة أشهر. حين يستخدم الأهل المرضعة أو القنينة كوسيلة لإسكات الطفل الرضيع أو حثه على النوم، وحين يترك الطفل في السرير مع تلك القنينة التي لا يكاد يسندها له إلا منشفة مطوية، فذاك نوع مـن الإطعـام الـزائـد الـذي يجعل الطفل عرضة لمخاطر السمنة.

ثـم إن الطفل الـذي وضـع لـه الأهـل التلفزيون أو شاشـات المشـاهدة المختلفة في غرفته حتـى مـن قبـل أن يعي مـا يقال، ليقضي السـاعات الطـوال أمامهـا فيمـا بعـد، قـد وضعـت لـه في الواقـع وصفـة جاهـزة للإصابة بالسمنة، تمامًا كذلك الطفل الذي وضع لـه الأهل الألعاب الكثيـرة في تلك الغرفـة المحـدودة يلهـو بهـا لوقت طويل جالسًا على الأغلب.

ومـن الأمـور التـي لا يمكـن تجاهلهـا رغبـة بعـض الأهـل، إن لـم يكـن معظمهـم، فـي أن يكـون طفلهـم الرضيـع على قـدر مـن زيـادة الـوزن ويرون ذلك مـن علامات الوسـامة والجمال، بالإضافة إلى كونه دلالة واضحـة على صحـة الطفل بالنسبة لهم، وما يدل على ذلك أن لا أحد مـن الأقـارب أو المحيطيـن ينبه الأهل لكون الطفل قـد بـدأ يـزداد في الـوزن، وخاصة في البداية رغم ملاحظتهم لذلك ومعرفتهم لـه، بينما

يسرع كل من يرى الطفل الذي نقص وزنه قليلًا عن ذي قبل، أو الطفل النحيف، إلى سؤال الأهل عن الأسباب التي أودت بوزن طفلهم ولماذا يبدو الطفل وقد فقد وزنه أو يكاد.

ثم إن بعض الأهل قد يطعمون طفلهم بقدر ما يريدون هم لا بقدر ما يحتاجه الطفل فعلًا، وبذلك يعتاد الطفل على كمية طعام كبيرة في المعدة بعد الوجبة مما سوف يشعره بجوع كبير إن حاول أحدهم تصحيح الوضع القائم والبدء بإعطاء الطفل كمية الطعام المناسبة لعمره واحتياجاته اليومية، وهذا الشعور بالجوع هو ما يجعل من الصعب أن يرضى الطفل بكميات أصغر من الطعام، ويصبح يأكل من كل ما يصادفه، وبشراهة. وهناك البعض الآخر الذي يبحث عن مركبات لزيادة الوزن حتى يعطيها للطفل، أو مركبات ما يسمى فاتح الشهية، على أقل تقدير.

ثم هو ترك مهمة تحضير طعام العائلة لآخرين قد لا يكون لهم دراية بالسمنة ومشاكلها، لم يحدثهم أحد عن الموضوع، ولم يقرؤوا عنها، بل قد لا يكون أحدهم بقادر على القراءة أصلًا، وهذا مؤسف، إذ يقضي الأهل الساعات في الاستماع إلى نصائح الأطباء واختصاصيّ التغذية بالإضافة إلى ذلك الوقت الذي يبحثون فيه عن المعلومة في الإنترنت وغيرها من المصادر، ثم لا تصل أي من هذه المعلومات إلى من بيده الأمر، أعني ذلك الذي يطبخ الطعام بالفعل والذي من الممكن جدًا أن يكون قد اعتاد على استعمال كوب من السمن لطهي كوبين من الأرز أو الشوربة.

177

ثم هو شراء كل تلك الأكياس من رقائق البطاطس والبسكويت والشوكولاتة دفعة واحدة، وتركها في المنزل لا لشيء إلا لأنها وضعت في السوق بسعر منخفض زهيد.

ثم هو ذلك الكم الهائل من الحلوى أو الشوكولاتة التي نأخذها معنا كهدايا عندما نتزاور فيما بيننا، ونضعها على مرمى بصر الطفل وفي متناول يده لساعات طوال وربما لأيام. كيف نريد من الطفل أن يعقل أن هذا الذي وُجد في متناول يده وبكميات كبيرة هو في الحقيقة ضار بنا جميعًا وينبغي الاقتصاد في تناوله في الوقت الذي يعجز الكبار البالغين عن فعل ذلك؟ ثم إن ذلك قد يجعل هذه الحلويات ترتبط في ذهن الطفل بالأوقات السعيدة ويجب ألا نستغرب إذا ارتبطت الأطعمة الصحية الأخرى بمشاعر مغايرة تمامًا.

أما عن المشاعر التي تنتاب الطفل المصاب بالسمنة، فهي تفوق ما قد تتصوره بكثير، يجد الطفل نفسه في مركز الاهتمام الذي ربما لم يطلبه ولا يريده، فها هو يرى أن كل شاردة وواردة محسوبة عليه في البيت وعند المحيطين الأقربين، ناهيك عما يتعرض له من تعليقات وهمز ولمز في المدرسة وأماكن اللعب المختلفة. وقد أخبرني أحد الأطفال أنه يتمنى أن يختفي...يختفي؟ نعم هكذا قالها بحزن، وأضاف أنه يريد أن يتخلص مما يثيره وجوده من تساؤلات، لا تكاد تنتهي، حيث يبادره كل من يرآه بسؤاله باستغراب عن سبب وصوله إلى ذلك الحجم الضخم! ثم إن الطفل قد يسوءه مجرد سرد

الأم لقصة مرضه على الطبيب على مسمع ومرأى منه، ولقد لمست بنفسي ذلك الألم والحرج في عيني الطفل عندماً كانت الأم تخبرني بكل عفوية عما يأكله ويفعله في اليوم كجزء من التاريخ الطبي للطفل، فهو لم يتوقع أن تسرد الأم مثل هذه الخصوصيات على أحد، وربما اعتبر هذا نوعًا من الشكوى ضده لا طلبًا لمساعدته، عندها قررت أن آخذ التاريخ الطبي لكل طفل جاوز سن الثالثة من الأهل في غياب الطفل أولا ثم بعد ذلك أستمع إلى الطفل في حضور الأهل، مراعاة لنفسية الطفل التي هي جوهر صحته.

عندما سألت طفلًا يافعًا آخر عن أكثر ما يسوءه من إصابته بمرض السمنة ، أجابني دون تردد أنه لاحظ أن الجميع لم يعد يراه إلا عبارة عن حجم ضخم يمشي على الأرض، وأن كل النصائح التي توجه له أصبحت تخص السمنة وحدها، وأخبرني كيف أنه صار يفتقد أن يطلب منه أحدهم الاهتمام بدراسته، أو الالتزام، أو غيرها من الأمور التي ينصح الأهل فيها أبناءهم. بالفعل قد ينسى الأهل في غمرة بحثهم عن خلاص للطفل من السمنة، أن هناك جوانب أخرى هامة في شخصية الطفل تحتاج إلى التعهد بالرعاية والاهتمام في رحلة الوصول بالطفل إلى بر الأمان الجسدي والنفسي.

من الضروري أن يدرك الأهل أن علاج السمنة عند الأطفال يختلف بشكل جوهري عنه عند الكبار وذلك لسببين هامين، أولهما أنه من الصعب السيطرة على الطفل وإقناعه بضرورة الأكل الصحي،

وثانيهما أن نظام الحمية الغذائية يجب ألّا يُستخدم في العلاج، لأن الطفل يحتاج إلى الطعام المتنوع من جميع المجموعات الغذائية الضرورية، حتى يمكنه مواصلة النمو. يجب ألا يخضع الطفل لنظام غذائي قاسي، وإنما إلى تغييرات تدريجية في نوعية الغذاء، كأسلوب حياة صحي، يفضل أن يبدأ مبكرًا وأن يشمل الأسرة بكاملها.

قد لا تكون كمية الطعام التي يتناولها الطفل من الأهمية بقدر ما هي نوعية الطعام. يجب التفكير جديًا فيما ذكرناه من نقاط أعلاه قد يساهم بها البعض عن غير قصد في إصابة الطفل بالسمنة، والعمل على تصويبها بكافة السبل، وتلك هي الوقاية التي هي خير من العلاج. عودة الأطفال إلى الطبيعة هي أهم طرق مكافحة السمنة على الإطلاق. خذ ذلك الطفل الذي تسمر أمام التلفاز أو ألعاب الفيديو خارجًا إلى الهواء الطلق وضوء الشمس حيث اللعب والجري والحركة والنشاط. ذلك لأن حياة الخمول وقلة الحركة هي العامل الأهم في الإصابة بالسمنة، بالإضافة إلى عامل الغذاء وما يتناوله الطفل من طعام بالطبع.

لن نتخلص من السمنة إلا بقدر تخلصنا من ذلك الموروث الذهني الذي يصور لنا الوزن الزائد على أنه قوة، والوجه الممتلئ على أنه وجه القمر، وبقدر ما نغيّر من أنفسنا فيصبح الحجم الضخم مرتبط في أذهاننا بلهاث الطفل وتوقفه ليلتقط أنفاسه بعد سير يسير، وانقطاع نفسه أثناء النوم، وفحص الدم المتكرر، وتناول الأدوية

بشكل يومي وغيرها الكثير من معاناة الطفل مع الأمراض الأخرى التي قد تصيبه بسبب السمنة. كما يجب أن يقفز إلى أذهاننا على الفور حجم معاناة الطفل النفسية والاجتماعية التي ترافق إصابته بمرض السمنة. عندها فقط سوف نفعل الكثير لمنع إصابة الطفل بالسمنة من الأساس، وسوف تؤرقنا مجرد الزيادة الطفيفة في وزن الطفل عن المعدل الطبيعي إن حدثت، ونسرع جادين في تدارك الأمر في أوله، وليس أوله كآخره أبدًا.

الفصل العاشر

الربو والحساسية

إلى الجهاز المناعي،

نشكرك جزيلًا، ونقدّر الدور الكبير الذي تقوم به في حمايتنا من الميكروبات، والمواد السامة، ولكن.... حبذا لو استطعت أن تميز الخبيث من الطيب.... فتفاعلاتك التي قد تكون في غير محلها تؤذينا، وتسبب لنا الكثير من الحساسية!

الربو ... حتى تتنفس الصعداء

مشاركة الإخوة متقاربي الأعمار غرفة نوم واحدة شيء إيجابي، فهي تشجع على التواصل وتصنع ذكريات الطفولة التي لا تُنسى، ولكنها أيضًا قد تكون سببًا في معرفة تاريخ الطفل الطبي على وجه الدقة وفي أوقات قد لا يتسنى للوالدين ملاحظتها.

شكوى الأخوة من سعال أحدهم المتكرر في ساعات الفجر الأولى الذي حرمهم النوم قد يكون أهم العلامات التي يبحث عنها الطبيب لتشخيص المرض أو معرفة مدى نجاعة العلاج والسيطرة على المرض، في الوقت الذي يكون فيه رد الأبوين على أسئلة الطبيب نافيًا للأمر، ليس لأنهم يخفونه بقدر ما هو عدم علم بحدوثه.

ثم ها هم يصفون بجدية عطاس أحد الإخوة بأنه كثير ومتكرر، ويستعملون تشبيهات طريفة له على سبيل المزاح الظريف، فيضحك الجميع ببراءة ويطلبون من الطبيبة التدخل السريع وأن عليها أن تجد حلًا لذلك رحمةً بهم وعطفًا عليهم. تلك بالفعل متابعة دقيقة من الوفد المرافق له يُشكرون عليها وهي مفيدة جدًا عند وضع خطة العلاج للطفل المعني.

الوفد المرافق له، هو مصطلح أحب أن أطلقه على الإخوة المرافقين للطفل المريض مع الوالدين في الوقت الذي قد لا يشكون فيه من

شيء. الأطفال أيضًا أحبوا هذا الاسم، وعندما كنت أسأل أحدهم ممازحة هل أنت المريض أم من الوفد المرافق له؟ كان يجيبني بعفوية وبابتسامة عريضة: لا، أنا من الوفد المرافق، ويضحك الجميع.

أحب هذا الوفد، وأرى أنهم يضفون نوعًا من الألفة على عملية الكشف الطبي والمعاينة التي قد لا تروق للطفل...ولا للكبير أيضًا . إحدى البنات النجيبات، من الوفد المرافق، تصف لي كيف أن أختها ذات الثلاث سنوات تنتابها نوبة من العطاس المتواصل ثم السعال بصورة تدعو للشفقة كلما دخلت غرفة الأم بمفردها حين تكون الأم في العمل، واتضح بعد البحث والتحري، أنها كانت تلعب بعطور الأم بلا هوادة، وأن العطور في الغالب هي ما يثير نوبة التهاب الأنف التحسسي والربو لديها.

نسبة كبيرة من الأطفال مصابون بالربو وحساسية الأنف معا، وهما في الواقع عرضان لمرض واحد. نعم فحساسية الجهاز التنفسي قد تبدأ من الأنف ثم تتجه إلى الرئتين. من الضروري جدًا عرض الطفل الذي تكرر لديه السعال على طبيب الأطفال الخبير في معالجة ربو الطفولة، والأفضل من ذلك أن يكون متخصصًا في أمراض الحساسية.

من الخبرة العملية تبين لي أن عددا كبيرًا من الأطفال المصابين بالربو قد لا يتلقون العلاج الكافي، والأسباب كثيرة، لا مجال لذكرها هنا، ولكن الأمانة العلمية تتطلب أن أكتب بالتفصيل عن العلامات

التي يجب أن يعرف منها الوالدان والأهل أن الطفل ربما كان مصابًا بالربو:

- سعال متكرر أو صفير أثناء النوم وخاصة بداية الليل وعند وقت الفجر.

- سعال متكرر، في أوقات مختلفة، ويزداد سوءًا مع الزكام أو نزلات البرد.

- سعال الطفل عقب الزكام والذي تطول مدته عن أسبوع.

- سعال يصيب الطفل عند تشغيل جهاز مكيف الهواء.

- سعال متكرر أو صفير في أوقات الرياح المُغبرة.

- سعال الطفل المتكرر عند استنشاق الدخان أو الروائح النفاذة مثل العطور.

- سعال الطفل المتكرر عند الجري أو اللعب مع الأطفال الآخرين.

ما هو الربو؟

هو تفاعل الرئتين مع الظروف المحيطة بشيءٍ من الشك والريبة... نعم، ها هو العطر المفضل، الذي من المفترض أن يكون مصدرًا للراحة والشعور بالانتعاش، يحبس الأنفاس... بالمعنى الحرفي للكلمة، حيث يحفز العطر نوبة الربو، فتتقلص العضلات اللاإرادية في مسالك الهواء في الرئتين، فيصبح النَفَس عزيزًا والسعال متكررًا والبدن واهنًا والإعياء ظاهرًا. يحدث ذلك كله بشكل متكرر، على هيئة نوبات تطول مدتها أو تقصر، تبتعد في توقيت حدوثها أو تقترب، ولكنها تظل تعاود الطفل حينًا من الدهر حتى يتخطاها الطفل أو يكاد، عند عمر الدراسة، في حالات عدة.

د. مريم الرميلي

لماذا كل هذا؟

تلعب الوراثة دورًا هامًا في الإصابة بهذا المرض، ومن المفيد أن ندرك هنا أنه ليس ضروريًا أن يكون هناك تاريخ عائلي بمرض الربو عند الأهل، يكفي أن يكون هناك تاريخ عائلي بأحد أمراض الحساسية، مثل حساسية الجلد، أو حساسية الأنف، أو حساسية الطعام، فهذه الأمراض جميعها تدور في فلك واحد تقريبًا، والإصابة بأحدها تجعل الطفل أكثر عرضة للإصابة بالبقية الباقية منها. ثم هي العوامل البيئية التي تذكي تلك النزعة الوراثية للإصابة بالحساسية.

ليس كل ما يلمع ذهبًا.. مثل إنجليزي شهير، أستعيره هنا لأقول إن ليس كل سعال ربوًا. فعلى الرغم من أن السعال المتكرر يجب أن يُشخَص مبدئياً على أنه ربو حتى يُثبَت العكس إلا أن السعال المتكرر قد يكون هو العرض الوحيد لاختناق الطفل الذي مر دون ملاحظة من الأهل أو لم يشهده أحد، حيث يكون أحد الأجسام الصغيرة قد تسلل أثناء الأكل أو اللعب إلى القصبة الهوائية ومنها إلى المسالك التنفسية العليا ثم إلى المسالك التنفسية السفلى أو الشعيبات الهوائية، وربما إلى نسيج الرئتين، ليستقر هناك مسببًا سعالاً متكررًا، لا يستجيب لأي أدوية أو علاجات. تكون بداية الأمر بسعال مفاجئ أثناء تناول الطفل للطعام أو أثناء اللعب بالألعاب التي تحتوي على قطع صغيرة، ثم يتكرر ذلك السعال في أوقات مختلفة ولا يهدأ إلا بعد إزالة ذاك الجسم الغريب الذي دخل.

في الواقع إن بعض الأطفال قد يفقد جزء من نسيج الرئتين إذا لم يتم الانتباه لما حدث...نعم ذلك الجزء من الرئة الذي استقر به الجسم الغريب، فعدم تشخيص هذه الحالة في وقت مبكر قد يؤدي إلى التهابات خطيرة وتلف بالغ في النسيج الرئوي، مما يستدعي استئصاله كإجراء ضروري لإنقاذ حياة الطفل.

قد يكون السعال المتكرر أيضًا هو العرض الوحيد للإصابة بما يعرف بداء الارتجاع المعدي المريئي، حيث يرتجع جزء من حمض المعدة خلال المريء فيسبب إثارة المسالك التنفسية التي تظهر في صورة سعال متكرر. يكون الارتجاع بصورة أكبر عند نوم الطفل، ولذلك يزداد السعال حدة أثناء الليل وخاصة بعد خلود الطفل إلى النوم بفترة وجيزة، وعند علاج الارتجاع يزول السعال بشكل كبير. تجدر الإشارة هنا إلى أن بعض الأطفال في الواقع قد يعاني من ربو الطفولة بالإضافة إلى الارتجاع المعدي المريئي ويحتاج الطفل في هذه الحالة لعلاج الإثنين معًا، ولهذا السبب كان الارتجاع المريئي هو التشخيص الإضافي المحتمل في أي طفل يعاني من السعال المتكرر ولم يستجب استجابة كاملة لخطة علاج الربو الموضوعة من قِبل الطبيب المختص.

يعتبر مرض الربو مرضا تفاعليًا بامتياز، بمعنى أن الطفل الذي يحمل الاستعداد الوراثي للإصابة بالربو أو أمراض الحساسية بصفة عامة، قد يبدو طفلًا سليمًا، ولا توجد لديه أي مظاهر للمرض،

حتى يتم تعرضه للعوامل البيئية المختلفة التي تؤدي إلى إثارة نوبات السعال وصعوبة التنفس، وغيرها من مظاهر الحساسية لدى الطفل.

العوامل البيئية التي تؤدي إلى إثارة وتحفيز مرض الربو

- الدخان، مثل دخان السجائر والشيشة وحرق البخور وغيره.
- الأصباغ والدهانات والمبيدات الحشرية، وغيرها.
- العطور والروائح النفاذة مثل رذاذ ملطف الجو وغيره.
- العدوى الفيروسية مثل الزكام ونزلات البرد.
- التغير المفاجئ في درجات حرارة الجو.
- الغبار وعث الغبار.
- الجو الرطب قليل التهوية.
- شعر وفراء ووبر الحيوانات.
- المواد المتطايرة مثل حبوب اللقاح.
- الهواء البارد.
- النشاط أو المجهود البدني.

الكثير من الأهل يرفض في البداية أو لا يريد أن يصدق أن طفله مصاب بالربو، ويظل يتنقل بالطفل من طبيب إلى آخر آملًا أن يطمئنه أحدهم بقولٍ آخر مختلف يوافق هوى نفسه ويطيّب خاطره، وهذا أحد أهم الأسباب التي تحرم الطفل المصاب بالربو من تلقي العلاج المناسب في الوقت المناسب.

في الحقيقة إن مرض الربو هو من الأمراض القلائل التي يُستخدَم فيها العلاج لتشخيص المرض، فعلى الرغم من أن الأعراض التي يعاني منها الطفل قد تشير بشكل واضح إلى تشخيص الربو، إلا أننا نستخدم علاجات موسعات الشعب الهوائية للطفل ونقيّم ونقارن حالته قبل وبعد استعمال هذه العلاجات، كوسيلة أخرى للتحقق من أصل المرض. فإن كانت هناك استفادة منها بمعنى أن ضيق النَفَس قد نقص بنسبة معينة، أي أن هناك تحسن في حالة التنفس لدى الطفل المريض، فهذا يدل على أن سبب هذه الأعراض هو الربو. لا توجد فحوصات مخبرية للأسف تمكننا من تشخيص الربو بدقة، وخاصة في أولئك الأطفال الذين تقل أعمارهم عن الخمس سنوات، وكل ما يمكننا الاعتماد عليه هو التاريخ الطبي للطفل وتحسن حالته عند استخدام الأدوية الموسعة للشُعب الهوائية، وبصورة مبسطة إذا استخدم الأهل موسعات الشُعب الهوائية بالتزام دون نتيجة تذكر فإن ما يعانيه الطفل قد لا يكون ربوًا.

إلى جانب الصدمة التي يبديها الأهل من مجرد سماعهم نبأ التشخيص، هناك تردد واضح في استعمال الأدوية الموصوفة، والبعض يقولها صراحةً أنهم لن يستخدموا العلاج للطفل خوفًا من أن "يتعود عليه".

ربو الطفولة، أو مرض المسالك التنفسية التفاعلي هو مرض مؤقت في كثير من الأحيان وعدد كبير من الأطفال المصابين به قد يتخلصون من السعال والأعراض الأخرى للربو في مرحلة لاحقة من العمر.

يجب معالجة الربو بأمانة وفاعلية من أجل المحافظة على وظيفة الرئتين في المستقبل. فالطفل الذي لا يتلقى العلاج المناسب للربو يكون عرضة للمضاعفات المزمنة الآتية:

• تغيّر مزمن وقصور دائم في وظيفة الرئتين بحيث يصبح العلاج صعبًا وتقل الاستجابة لموسعات الشعب.

• بطء النمو وقصر القامة بسبب استنزاف الطاقة الدائم المصاحب لأي مرض مزمن، حيث تقل شهية الطفل للطعام في الوقت الذي يتم فيه استهلاك قدر أكبر من الطاقة في الوظائف الحيوية اليومية.

• تشوهات في القفص الصدري تظهر على هيئة أخدود أفقي في نهاية الضلوع والقفص الصدري وتحدث بسبب استعمال عضلات الصدر والبطن بشكل متزايد ولفترة طويلة نتيجة لضيق النفس المزمن.

• ضعف الحالة البدنية للطفل الناتج عن حالة الوهن والإرهاق وقلة النوم المصاحبة للأمراض المزمنة.

• تأصّل المرض مع الطفل واستمراره لمرحلة ما بعد الطفولة.

• ضعف التحصيل العلمي أو التأخر الدراسي والتغيب المتكرر عن المدرسة.

• التأثير في حالة الطفل النفسية مما ينعكس سلبًا على مقياس جودة الحياة وقد يدخل الطفل في سيكولوجية الأمراض المزمنة.

يرتكز علاج ربو الطفولة على علاج حالات الربو الحادة واستخدام أدوية السيطرة طويلة الأمد أو ما يعرف بالأدوية الوقائية. ويكون علاج نوبة الربو الحادة باستخدام التبخيرات الموسعة للشعب الهوائية سريعة المفعول، تبخيرات الكورتيزون، أو شراب الكورتيزون حسب شدة النوبة. أما الأدوية الوقائية. فتشمل بخاخات الكورتيزون ومضادات الالتهابات التي لا تحتوي على الكورتيزون أو ما يعرف بمثبطات الليكوترين

الأطفال المصابون بربو الطفولة هم أكثر عُرضة لسوء استخدام المضادات الحيوية والتي هي غير ضرورية في الأغلب. فإن كان الطبيب يتبع آخر التوجيهات العلمية ولم يصفها للطفل من تلقاء نفسه، فإن بعض الأهل سوف يطلبون منه أن يصفها بالاسم وبإلحاح شديد. وجود ارتفاع في درجة الحرارة مصاحبًا لنوبة الربو هو من أهم الأسباب التي تجعل الطفل عرضة لذلك. الحقيقة هي أن الحرارة المرتفعة أو الحمّى لا تعني أن الطفل بحاجة لاستخدام المضاد الحيوي، يمكنك قراءة المزيد عن ذلك في موضوع الحمى. هل يحتاج طفل الربو المضاد الحيوي مع كل نوبة؟ بالطبع لا! وحتى نفهم لماذا، يجب أن نعرف كيف تحدث نوبة الربو.

كيف تحدث نوبة الربو؟
يؤدي استنشاق المهيجات إلى انقباض وتقلص عضلات الشعيبات الهوائية فيضيق قطرها ويصبح مرور الهواء خلالها صعبًا مما ينتج

عنه صعوبة في التنفس وسعال عند الطفل، بالإضافة إلى صوت صفير في صدره قد يكون مسموعًا للأهل. يصاحب ذلك الضيق الأوّلي زيادة في إفراز المواد المخاطية من النسيج المبطن لجدار تلك الشعيبات الهوائية. تعمل هذه المواد المخاطية اللزجة على زيادة ضيق الشعيبات وإعاقة مرور الهواء خلالها أكثر فأكثر لتزداد بذلك حدة ضيق النَفَس لدى الطفل وتتسارع أنفاسه وتُستَنفَر عضلات الصدر والبطن الخارجية للانقباض بقوة في محاولة حثيثة لتعويض النقص في فاعلية عملية التنفس، ولكن ذلك لا يتحقق بل يزيد من وَهَن الطفل وتسوء حالته العامة وربما احتاج للرعاية والعلاج داخل المستشفى.

تلك كانت صفات نوبة الربو الحادة عند معظم الأطفال المصابين بربو الطفولة، ولكن يجب أن ندرك أن الربو قد يأتي لبعض الأطفال في صورة سعال متكرر فقط، حيث لا تكون هذه النوبات التي وصفناها بهذا الوضوح، وهؤلاء الأطفال هم من يتأخر تشخيصهم في العادة. كما أن البعض الآخر من الأطفال قد تكون نوبة الربو لديه صامتة، بمعنى أنه قد لا يصاحبها سعال يذكر.

يكاد يكون العامل المشترك بين الأطفال الذين يعانون من الربو الحاد هو شكواهم من ألم في البطن، وذلك ناتج عن إجهاد عضلات البطن الخارجية، التي استُنفرت للمساعدة في عملية التنفس الصعبة. كما أن وجود القيء مع نوبة الربو هو أحد أهم علامات شدة النوبة، وخاصة عند الأطفال الرضّع.

تعتبر الفيروسات هي أحد أهم المهيجات الأساسية للشعب الهوائية التي تؤدي إلى حدوث نوبات الربو، وحيث أن المضادات الحيوية لا تفيدنا في حالة الإصابة بالفيروسات، فإن الطفل لا يحتاجها، بل أنها قد تجلب له الضرر في الواقع، حيث أُثْبِتَ بما لا يدع مجالا للشك أن كثرة استخدام المضادات الحيوية للأطفال في السنة الأولى من العمر هي أحد أهم الأسباب لاستمرار مرض الربو معهم إلى ما بعد سن الطفولة.

يبدي الأهل مخاوفهم من الأدوية المستخدمة لعلاج ربو الطفولة بكل وضوح حين يجدون من يستمع لهم. الكثير منهم أخبرني صراحة أن طبيبًا آخر سبق وأن شخّص طفلهم بالربو قبل حضورهم لمقابلتي، ولكنهم لم يستخدموا الأدوية التي وصفها للطفل لأسباب عدة، أحدها أنهم سمعوا أن هذه الأدوية "توّسع الشُعب" و "تسبب زيادة في ضربات القلب" و "يتعود عليها الطفل" ويتساءلون ببراءة " كيف لنا أن نستخدم دواءً بهذا السوء؟". في الواقع أن بعض هذه العبارات موجود بالفعل في النشرة الداخلية لهذه الأدوية، ولكن ذلك هو جزء من الحقيقة فقط، وكم كان مُجزيًا حين يغيّر جميع الأهل نظرتهم لهذه الأدوية عند سماع الحقيقة كاملة، نعم ... الجميع دون استثناء. تلك الدقائق المهمة الإضافية التي يقضيها الطبيب في إيضاح نوعية الأدوية المستعملة وكيفية استعمالها، وما يمكن أن ينتج عنها من آثار جانبية، ربما كانت هي العلامة الفارقة في تنفيذ الأهل لخطة العلاج بدقة وعن اقتناع. يجب أن نتذكر هنا أن لا شيء يُجدي إذا لم يقتنع

الأهل بمدى أهمية العلاج للطفل، وأن هذا العلاج آمن على الطفل ولن يسبب له عللًا أخرى، فكلنا يعلم حقيقة أن الطفل لا يمكنه رعاية نفسه وهو يعتمد على الأهل في ذلك، وتلك مسؤولية إنسانية كبيرة، تتطلب منا جميعًا تقديم كل ما نستطيع لضمان تقديم الرعاية الأمثل للطفل.

في الواقع إن موسعات الشُعب تؤثر فقط على الشُعب الهوائية المنقبضة أي الشُعب التي ضاقت بفعل التقلص فتجعلها أقل ضيقًا حتى تسمح بمرور الهواء والتنفس بصورة أفضل، وهي لن توسّع الشعب زيادة عن حجمها الطبيعي بأي حال من الأحوال، ثم أنها ليس لها تأثير يذكر على الشعب الطبيعية التي لم تضيق. بالإضافة إلى أن مفعول موسعات الشُعب هذه مؤقت ولن يتعوّد عليها الطفل بحيث لا يمكنه العيش بدونها دائمًا كما يظن الأهل.

أما عن موضوع زيادة ضربات القلب فهذا حقيقي في حالات معينة وتبقى الزيادة في حدود المسموح به طبيًا. توجد موسعات الشعب الهوائية في صور مختلفة من تبخيرات وشراب وحقن. وقد ابتعد الأطباء والمرضى عن الشراب بصورة كبيرة، والاعتماد الآن على التبخيرات بشكل أساسي، حيث يمزج الدواء مع قليل من المحلول الملحي ويوضع في جهاز التبخير، ليستنشق الطفل البخار المتصاعد منه، وربما احتاج الطفل لاستعمال هذه التبخيرات أكثر من مرة في اليوم. لا تسبب هذه التبخيرات زيادة كبيرة في ضربات القلب بالقدر الذي يمكن أن يشكل خطرًا على الطفل وخاصة عند استخدام الجرعة المحددة من قِبل الطبيب المختص.

ما يمكن أن يسبب زيادة قد تكون ملحوظة في ضربات القلب هو موسعات الشعب الهوائية التي تُعطَى عن طريق الوريد أو الحقن أو ما يسمى الإبرة، ولكن هذه الحقن لا تستخدم إلا في الحالات القصوى من ضيق النفس والتي يكون الطفل فيها في العناية الطبية الفائقة وتكون حياته في خطر تهون أمامه أي زيادة في ضربات القلب يمكن السيطرة عليها ومراقبتها مراقبة حثيثة، بمعنى أن هذه الحقن ربما كانت ضرورية جدًا لإنقاذ حياة الطفل الذي أصيب بنوبة ربو حادة وخطيرة لدرجة فقد معها القدرة على التنفس واستنفر الأطباء المعالجون كل الوسائل الممكنة لجعله يتنفس من جديد.

تعتبر موسعات الشعب الهوائية سريعة المفعول هي العمود الفقري في علاج الربو، بمعنى أنه من الضروري استعمالها عند حدوث كل نوبة ربو، فهي أساس العلاج ويمكن استعمال أدوية أخرى إضافية حسب ما تحتاجه حالة المريض، ولذلك كان من الضروري أن يتقن الأهل الطريقة الصحيحة والفعالة لاستعمال هذه الموسعات للطفل. تعطى موسعات الشعب الهوائية سريعة المفعول باستخدام جهاز يسمح للطفل باستنشاق الدواء إلى الرئتين مباشرة، يسمى جهاز الاستنشاق أو الرذّاذ أو كما يسمى عند العامة جهاز البخار أو ماكينة البخار، الذي توضع فيه جرعة الدواء المقررة مع قليل من محلول ملحي، فيحوّله عند التشغيل إلى بخار متصاعد، وتسمى هذه العملية تبخيرة. يجب مراعاة أن يكون البخار موجهًا إلى أنف الطفل، ويفضل استخدام القناع لضمان ذلك، ولكن بعض الأطفال يزعجهم القناع

بشكل كبير، فيمكن في هذه الحالة نزع القناع وتوجيه البخار من الأنبوب لأنف الطفل بشكل مباشر مع مراعاة اتباع حركة رأس الطفل بصورة مستمرة حتى تتم الاستفادة القصوى.

تكرار التبخيرات بالعدد الكافي الذي يسمح بتوسيع الشعب بصورة منتظمة سوف يحدده الطبيب المعالج. وتكون البداية دائمًا بعدد كبير من التبخيرات في اليوم، ثم يتم إنقاص هذا العدد تدريجيًا كل يومين أو ثلاثة حسب استجابة الطفل للعلاج، وفي الغالب سوف يحتاج الطفل للتبخيرات المجدولة يوميًا مدة أسبوع أو أكثر، مع مراعاة أن الطفل قد يحتاج للتبخيرات العلاجية الموسعة للشعب لفترة طويلة قبل حدوث تحسن في حالته، وخاصة عندما يوجد مصدر للدخان أوغيره من مثيرات الربو الأخرى في المنزل الذي يقيم فيه الطفل. ولنتذكر دائمًا أن كل العلاجات الأخرى تأتي مكملة لموسعات الشعب وليست بديلًا عنها. وتتوفر موسعات الشعب الهوائية سريعة المفعول أيضًا على هيئة جهاز استنشاق بالجرعة المقننة أو ما يسمى عند العامة بخاخ وهو جهاز صغير محمول يستعمل في العادة مع انبوب وقناع، وله فائدة كبيرة، خاصة حين لا تتوفر الكهرباء أو يكون الطفل خارج المنزل.

عندما تكون نوبة الربو شديدة قد يحتاج الطفل لأدوية أخرى مساندة للتبخيرات الموسعة للشعب مثل تبخيرات الكورتيزون أو شراب الكورتيزون. تساعد هذه الأدوية على إزالة الالتهاب من الشعب

الهوائية والتقليـل مـن الإفرازات المخاطيـة اللزجـة التـي تسـد تلك الشعب وتمنع التنفس السليم. يجب مراعاة أن شـراب الكورتيزون لا يستخدم إلا تحـت إشراف الطبيـب المختص الـذي سـوف يحـدد الجرعة المناسبة للطفل بدقة، وأن يكون استعماله لفترة وجيزة تمتد مـن ثلاثـة إلى خمسـة أيـام فقط.

يعتبـر الكورتيـزون مـن الأدويـة الجيـدة جـدًا التـي صنعـت الفـرق الكبيـر فـي السيطرة على كثير مـن الأمـراض عنـد استخدامه بالقدر المعلوم والطريقة الصحيحـة، ولكنـه للأسف لا يتمتع بسـمعة حسـنة عند عامة الناس، وأصبح اسم كورتيزون مرادفًا للسم النقيع بحيث يرفضه الجميـع دون استثناء، وهذا ناتج بالطبع عن سـوء الاستخدام مـن قِبل البعض. بالمناسبة يطلق العامة اسـم كورتيزون على كل أنواع السـتيرويدات ولهـذا السـبب اسـتخدمته أنا أيضًـا بهذا المعنـى هنا لتسهيل وصول المعلومـة للناس وهذا الـذي أرتجيه.

الأدوية الوقائية

حين تتكرر نوبات الربو في وقت قصيـر، وخاصة تلك التي تأتي مع المجهود البدني كاللعب أو الرياضة، أو حين يكون السـعال مسـتمرًا وخاصـة السـعال الليلـي، أو حيـن تتكـرر حاجـة الطفـل لاستعمال التبخيـرات الموسعة للشعب، فإنـه يصبح مـن الضـروري إضافة خطة عـلاج وقائية للسيطرة على المرض والحد مـن تأثيره المزمـن على الطفـل. عنـد استخدام الأدويـة الوقائيـة طويلة الأمـد سـوف يختفـي

السعال وتقل نوبات الربو الحادة بشكل كبير إن لم تختفي نهائيًا، وبذلك يتمكن الطفل من الحياة الطبيعية. يحتاج الطفل للأدوية الوقائية عادة في فصل الشتاء وعند وجود مصدر مستمر لمثيرات الربو كالتدخين في بيئة الطفل.

يعتمد العلاج الوقائي لربو الطفولة على نوعين من الأدوية هما بخاخات الكورتيزون ومثبطات الليكوترين. وتعتبر بخاخات الكورتيزون أو مضادات الالتهاب الاستنشاقية محددة الجرعة هي الركيزة الأولى في العلاج الوقائي وتعطى للطفل مرتين في اليوم، وعلى مدى أشهر قد تطول أو تقصر حسب حالة الطفل، ولكن سوف يحتاجها الطفل على الأغلب لمدة لا تقل عن الثلاثة أشهر. الغرض من هذه البخاخات هو إعادة تأهيل الشعيبات الهوائية بحيث تصبح أقل تفاعلية مع المثيرات المختلفة للربو.

يشعر الأهل بشيء من الاطمئنان عند معرفتهم أن هذه الأدوية الوقائية قد صُنعت خصيصًا من أجل الاستعمال لمدة طويلة، وقد روعي فيها أن تكون آمنة على صحة الطفل على المدى البعيد. الحقيقة أن هذه البخاخات تحتوي على نسبة بسيطة من مادة الكورتيزون المستنشق لا تكفي لوحدها لعلاج نوبة الربو الحادة ولكنها مع طول الاستعمال تؤدي إلى السيطرة على التهاب الشعيبات الهوائية، والحد من تفاعل الرئتين مع مثيرات الربو التي قد يتعرض لها الطفل، وبالتالي تعمل على وقاية الطفل وحمايته من الإصابة

بنوبات الربو الحادة. توجد أيضًا بخاخات تحتوي على نسبة من الكورتيزون المستنشق بالإضافة إلى موسعات الشعب طويلة الأمد التي قد يحتاجها الطفل لجعل المرض تحت السيطرة.

مثبطات الليكوترين هي نوع فعال من مضادات الالتهاب التي لا تحتوي على مادة الكورتيزون. وهي متوفرة للاستعمال على هيئة حبيبات يمكن خلطها مع قليل من الطعام وتقديمها للطفل، كما يوجد منها أقراص للمضغ، وهي تعطى للطفل مرة واحدة في اليوم في المساء. وقد يحتاج الطفل لاستخدام هذه الأدوية لفترة طويلة لإعادة تأهيل الشعب الهوائية. وتعتبر مضادات الالتهاب هذه هي الخيار الأفضل بالنسبة للأطفال الذين يعانون من الربو وحساسية الأنف في آن واحد فهي كافية للوقاية من الإثنين معا. كما أنها ذات أهمية خاصة للأطفال الذين ترتبط نوبات الربو لديهم بالمجهود البدني أو ممارسة الرياضة.

يجب عدم التوقف عن إعطاء الطفل الأدوية الوقائية إلا بعد مناقشة الأمر مع الطبيب المختص، كما يجب التأكيد على أن دور هذه الأدوية يقتصر على الوقاية ولا يعتمد عليها في علاج نوبة الربو الحادة. يجب التأكيد أيضًا على ضرورة معالجة حساسية الأنف المصاحبة بفاعلية حتى تتم السيطرة على الربو.

من الممكن متابعة وتقييم حالة الربو عند الطفل الذي يستعمل الأدوية الوقائية، بعدة طرق منها سجل قياس ذروة جريان الهواء، مفكرة التحكم في الربو، وفحص وظائف الرئتين.

يعتبر قياس ذروة جريان الهواء من الفحوصات التي يستطيع الطفل ذو الخمس سنوات أو أكثر أن يقوم بها بسهولة في المنزل يوميًا، ويستخدم لذلك جهاز صغير على هيئة أنبوب، يمسكه الطفل باليد وينفخ فيه بقوة، ليختبر مدى كفاءة عمل الرئتين. وفي العادة تؤخذ قراءتين في اليوم إحداهما في الصباح والأخرى في المساء، وتشير القراءات المنخفضة إلى أن الرئتين لا تعمل كما ينبغي، وغالبًا ما تكون هذه أولى العلامات على أن الربو يزداد سوءًا وأن نوبة الربو القادمة قد تكون وشيكة.

مفكرة التحكم في الربو تعتمد على تسجيل الأهل لإجاباتهم عن أسئلة مكتوبة يزودهم بها طبيب الحساسية وتخص حالة الربو عند الطفل بشكل يومي ولمدة شهر كامل، ثم يتم تحديد مدى السيطرة على حالة الربو لدى الطفل من خلال مجموع النقاط التي تحسب من إجابات الأهل في المفكرة.

قد يحتاج الطفل إلى فحص وظائف الرئتين لتشخيص الربو أو لمتابعة المرض وتحديد مدى الاستجابة للعلاج. ويمكن إجراء هذا الفحص للأطفال الذين تزيد أعمارهم عن الخمس سنوات في المستشفى باستخدام جهاز فحص وظيفة الرئتين.

لا يمكننا استخدام جهاز قياس ذروة جريان الهواء أو فحص وظيفة الرئتين للأطفال الذين تقل أعمارهم عن الخمس سنوات لعدم قدرة هؤلاء الأطفال في هذا السن الصغير على القيام بالنفخ "الزفير" بشكل كافي لتسجيل قراءة مفيدة في الجهاز المستخدم.

يعتبر فصل الشتاء هو الاختبار الأكبر لمدى حساسية الرئتين عند الطفل، لأن برودة الجو وكثرة الإصابة بنزلات البرد قد تجعل سعال الطفل لا يكاد يهدأ، ففي هذا الفصل من السنة، يتعرض الطفل لأكثر من عامل مثير للربو في نفس الوقت، كالهواء البارد، واختلاط الطفل بالأطفال الآخرين في الروضة أو المدرسة، والإصابة بالفيروسات الأخرى، إلى جانب المجهود البدني اليومي الذي يبذله الطفل في التنقل من وإلى المدرسة، مما يجعل من السيطرة على الربو أمر بالغ الصعوبة. ولذلك كان أفضل ما يمكن أن تقدمه لطفلك المصاب بربو الطفولة عند بداية الشتاء هو التقيد بخطة علاج وقائية توضع له من الطبيب المختص، والحرص على إعطائه تطعيم الإنفلونزا الذي يعتبر ضروريًا للأطفال المصابين بالربو على وجه الخصوص، فقد تشكل الإصابة بفيروس لإنفلونزا خطرًا على حياة هؤلاء. لا تنسى أن تقوم بتطعيم الطفل مع بداية الشتاء لمساعدته على أن يكون شتاؤه أكثر أمنًا وأقل مشقة.

من المهم جدًا مراعاة حالة الطفل النفسية، علينا ألا نكرر على مسامعه بأن لديه مرضًا مزمنًا يحد من نشاطه لأن ذلك سوف يجعل الطفل يفقد الثقة في نفسه ويشعر بالدونية ويفضل الانطواء.

يستخدم استبيان جودة الحياة، لمعرفة مدى تأثير مرض الربو في استمتاع الطفل بالحياة الطبيعية، ويسجل هذا الاستبيان قراءات منخفضة عند الأطفال الذين يعانون من الربو ولم يتلقوا العلاج المناسب. ينبغي عدم مطالبة الطفل بالكف عن الحركة واللعب والنشاط بحجة أن المجهود قد يثير نوبات الربو عنده، بل على العكس تمامًا، يجب أن نزود الطفل بالعلاج الكافي الذي يجعله قادرًا على مزاولة الأنشطة المختلفة في حياته اليومية. قد لا نستطيع أن نشفي الطفل بصورة قاطعة من المرض المزمن، ولكننا نستطيع بالتأكيد السيطرة على المرض، بحيث لا يحرم الطفل من الاستمتاع بطفولته.

بشكل عام فإن الطفل الذي يعاني من أي مرض مزمن يكون عرضة لسوء التغذية وتأخر النمو، وذلك لأسباب عدة منها فقدان الشهية للطعام وسوء الهضم بالإضافة إلى كمية الطاقة المستنزفة بشكل يومي بسبب المرض. ولذلك كان من الضروري الاهتمام بالتغذية السليمة للطفل المصاب بالربو مع الإنتباه والموازنة الحكيمة بين تزويد الطفل بالغذاء الكافي الذي يحدّ من التأثيرات الضارة لمرض الربو على تطور نمو الطفل وبنيته الجسدية، وبين حماية الطفل من زيادة الوزن أو الإصابة بمرض السمنة والتي بالإضافة إلى كل مساوئها، سوف تجعل السيطرة على مرض الربو أكثر صعوبة.

الاهتمام بالبيئة التي يعيش فيها الطفل هو أهم ما يجب القيام به للسيطرة على مرض الربو، بمعنى الحدّ من العوامل المثيرة للربو في مسكن الطفل وذلك عن طريق الحدّ من قطع الأثاث في غرفة

الطفل، وعدم وضع التحف والأشياء التي تجذب الغبار، كما يجب عدم وضع سجادة كبيرة في غرفة الطفل، والابتعاد عن استعمال السجاد اللاصق في الأرضيات تمامًا. يمكنك استخدام سجادة صغيرة يسهل حملها خارجًا للتهوية وتعريضها للشمس نصف ساعة على الأقل مرتين في الأسبوع. ومن الضروري عدم إثارة الغبار في غرفة الطفل عند تنظيفها، والاكتفاء بمسح أسطح الأثاث بقطعة من القماش المبلل بالماء.

يعتبر الجو الرطب قليل التهوية من أهم مثيرات الربو، ولذلك يجب فتح نوافذ غرفة الطفل بصورة تخلق تيارا هوائيا يمكنه تهوية الغرفة بالكامل، بمعنى فتح النافذة وباب الغرفة مع فتح أي نافذة أخرى مقابلة لغرفة الطفل في نفس الوقت، إلى جانب الاهتمام بجهاز التكييف والتبريد أو مكيف الهواء بشكل خاص، وتنظيفه وتغيير أو غسل المصافي الداخلية له بصورة دورية، حتى لا يكون مصدرًا مستمرًا لتناثر الغبار وإثارة نوبات الربو. كما يجب الحرص على عدم تعريض الطفل للدخان من أي مصدر، والابتعاد عن استعمال العطور والروائح النفاذة قرب الطفل.

يجب أن نتذكر هنا أن الطفل المصاب بالربو هو في الواقع طفل سليم بقدر ما استطاع الابتعاد عن مثيرات الربو البيئية. كما أن المرض ليس على حالة ثابتة، بل هو متغير بقدر تغير الدقائق والساعات، فذلك الطفل الذي أُدخل المستشفى بحالة ربو حادة

وخضع للعلاج فترة من الوقت حتى أصبح في حالة جيدة جدًا وأُخرج من المستشفى قد يرجع لغرفة الطوارئ في نفس اليوم الذي غادر فيه إذا تعرض لجرعة عالية من المثيرات كتدخين أحد الأبوين أو إطلاق الأبخرة والعطور، وهذا السيناريو يحدث بالفعل لكثير من الأطفال في أماكن مختلفة من العالم.

كلما كبر الطفل وأصبح على دراية بما يدور حوله وخاصة في المدرسة، من تعليقات الأطفال الآخرين على التبخيرات التي قد يحتاجها في عيادة المدرسة، أو ضيق النَفَس الذي قد ينتابه بين الحين والآخر، كلما كان ضروريًا أن نساعده على تفهم حقيقة التعايش مع المرض. يمكننا أن نشبه المرض مثلًا بشيء مزعج يجب علينا تحمله لأننا ببساطة لا نستطيع أن نلغيه من حياتنا ولكننا في الواقع نستطيع أن نجعل وجوده معنا أقلّ تأثيرًا علينا بحيث لا يقيدنا عن مشاغلنا اليومية وممارسة حياتنا بالصورة التي نريدها.

من المهم جدًا شرح حالة الطفل للمدرس المسؤول والتأكد من وجود الأدوية الضرورية لمعالجة نوبة الربو الحادة في عيادة المدرسة، كما يجب أن يضع الطبيب المعالج خطة علاج للطوارئ خاصة بالطفل وأن يزود المدرسة بها حتى يسهل على ممرضة المدرسة تقديم المساعدة العاجلة للطفل في حالة احتاج ذلك.

من المهم أيضًا إعطاء محاضرات توعية للأطفال في المدرسة عن مرض الربو وكيف أن سعال الطفل هو غير معدي للأطفال الآخرين

ولا ينبغي تجنب الطفل أو الابتعاد عنه لمجرد أنه يسعل.

لازلت أذكر حين أخبرني أحد الآباء في أول زيارة له للعيادة كيف أنه يشعر بالخجل كلما بدأ ابنه البالغ من العمر أربع سنوات بالسعال المتواصل في مراكز التسوق وأماكن لعب الأطفال، وكيف أن الناس المحيطين ينظرون للطفل بشيء من الريبة، وكيف أنهم يسارعون بابعاد أطفالهم عنه بسرعة دون تردد. لك أن تتخيل مدى الضغط النفسي الذي وضعه هؤلاء على ذلك الأب، حتى جعلوا كل ذلك الألم الذي يشعر به بسبب مرض طفله يتضاءل أمام نظرات الخوف والاتهام التي أبداها الناس حيال الطفل، ونفورهم منه، ظنًا منهم أنه يعاني مرضًا معديًا سوف ينتقل لهم أو لأطفالهم. للأهل وللأطباء أقول: دعونا نفهم حقيقة ما يعانيه طفل الربو وذويه حتى نجعل مثل هذه القصص المحزنة شيئًا من الماضي.

207

حساسية الأنف...من ينثر الطِّيب

إن حدث وسمعت إحدى الأمهات تشتكي بأن الزكام لا يكاد يفارق طفلها، فاعلم أن ذاك ليس زكامًا، بل هو أبعد من ذلك، فالزكام ونزلات البرد لا تستمر أكثر من أسبوع في العادة، ولكن الأمر قد يبدأ في أوله بالزكام ثم ما يلبث أن يثير حساسية الأنف التي تشترك معه في أعراض كثيرة ومن هنا جاء الالتباس. في الواقع إن حساسية الأنف لا تقتصر أعراضها على الأنف وحده بل تمتد لتشمل الحلق والعينين والأذن الوسطى كذلك، وهي أحد أهم الأسباب للإصابة بالتهاب الأذن الوسطى المتكرر. كما أن حساسية الأنف ترتبط ارتباطًا وثيقًا بمرض الربو عند الأطفال ومرض انقطاع النفس الانسدادي أثناء النوم.

يظهر مرض التهاب الأنف التحسسي أو حساسية الأنف في صورة رشح شبه متواصل، تزداد حدته عند التعرض للروائح النفاذة أو التدخين، وقد يصاحبه عطاس متكرر أو حكة في الأنف أو فرك للعينين أو سعال أو خشخشة بالصدر. في الواقع أن كثرة فرك العينين واحمرار الملتحمة والتدميع المتكرر قد تكون هي الأعراض الأكثر وضوحا عند هؤلاء الأطفال.

على الرغم من أن مرض حساسية الأنف قد يصيب الأطفال من كل
الأعمار، إلا أن للمرض وقع خاص على الطفل الرضيع، ففي الوقت
الذي تكون فيه طبيعة الممرات أو المسالك التنفسية عند الرضيع
صغيرة الحجم بحكم السن، فإن نوبة الحساسية تؤدي إلى تورم
الأنسجة المبطنة للأنف وغيره من الممرات الهوائية مما ينتج عنه
تضيقها بشكل أكبر، مما يجعل من تنفس الطفل عملية صعبة للغاية،
ويصبح الطفل يبحث عن طريق آخر بديل لمرور الهواء، فيبقي فمه
مفتوحًا معظم الوقت ليتنفس من خلاله، ولهذا السبب يقاوم الطفل
كل محاولة للرضاعة الطبيعية، ويبعد فمه عن صدر الأم بسرعة كي
لا يختنق، ثم تبدو على الطفل الرضيع علامات الإحباط وقلة الحيلة
وعدم الاستقرار والعصبية، وقد ينخرط في نوبة من البكاء في مشهدٍ
تلين معه أكثر القلوب قسوة.

كما أنه في هذا العمر الصغير أيضًا تجعل الإصابة بحساسية الأنف
الطفل عرضة للإصابة المتكررة بالتهاب الأذن الوسطى، وما يرافق
ذلك من ألم شديد وفقدان مؤقت للسمع، وما ينتج عنه من مضاعفات
للطفل قد تصل إلى الحاجة الماسة للتدخل الجراحي لوضع أنابيب
التهوية للأذن، بالإضافة إلى ضعف السمع وتأخر النطق والكلام.

من الضروري الانتباه لتشخيص حساسية الأنف في الأطفال الرضع
بالذات، لأنه على الرغم من قلة الأدوية الآمنة المسموح بها للعلاج
بسبب صغر سن الطفل، إلا أن الأدوية الوقائية الآمنة الفعالة
متوفرة وقد تمثل طوق النجاة للطفل المريض.

كما يجب البحث عن علامات أمراض الحساسية الأخرى التي قد تكون مصاحبة مثل حساسية الصدر أو الربو، وحساسية الجلد أو الأكزيما، والحساسية الغذائية، والبدء في علاجها في نفس الوقت. حساسية الأنف هي أكثر الأمراض المزمنة انتشارًا بين الأطفال على مستوى العالم في الوقت الحاضر. وعلى الرغم من المضاعفات الخطيرة والتأثيرات السلبية الكبيرة لهذا المرض على صحة الطفل الجسدية والنفسية، إلا أنه قد لا يجد الاهتمام المستحق من الأهل ومن مقدمي الرعاية الصحية على حد سواء.

في الحقيقة إن مخاطر حساسية الأنف قد تمتد إلى درجة تغيير شكل وجه الطفل بصورة دائمة، بحيث ينمو الوجه بشكل طولي نتيجة للانسداد المزمن للأنف، وعندما يترافق ذلك مع وجود تضخم في اللوزتين أو تضخم اللحمية فإنه يؤدي إلى متلازمة انقطاع النفس الانسدادي أثناء النوم. كما تؤدي حساسية الأنف إلى التهاب الأذن الوسطى المتكرر والشخير وسوء حالة الربو عند الطفل.

يؤدي احتقان الأنف وانسداده وصعوبة التنفس خلال الليل إلى اضطرابات النوم عند الأطفال المصابين بحساسية الأنف، مما ينتج عنه الشعور بالتعب والإعياء بمجرد الاستيقاظ من النوم، بالإضافة إلى الصداع والقلق والعصبية والاكتئاب، كما تؤدي اضطرابات النوم هذه إلى ضعف قدرات الطفل الذهنية والمعرفية بشكل عام.

تعتبر حساسية الأنف من أكثر أسباب ضعف التحصيل العلمي لدى الأطفال في عمر الدراسة، وهي أيضًا سبب رئيس لتدهور مستوى إنجاز الطفل في المدرسة، ويجب التفكير في هذا التشخيص لدى أي طفل بدأ مستواه الدراسي يقلّ عن ذي قبل وخاصة حين لا تكون هناك أسباب أخرى واضحة لهذا التغيير. والسبب الرئيس في ذلك التدهور هو عدم حصول الأطفال الذين يعانون من حساسية الأنف على القدر الكافي من النوم العميق أثناء الليل، وما يتبع ذلك من شعور بالوهن والخمول والإجهاد وغلبة النعاس وربما النوم أثناء الدرس، مع قلة التركيز والتشتت، والتغيب المتكرر عن المدرسة بسبب النوم النهاري. كما أن الأطفال الذين يعانون من حساسية الأنف سجلوا قراءات منخفضة جدًا في مقياس جودة الحياة، في إشارة واضحة لمدى تأثير المرض السلبي في الحياة العاطفية والاجتماعية للطفل.

أولى خطوات العلاج الفعال لحساسية الأنف تعتمد على التعرف على المواد المثيرة للحساسية والابتعاد عنها، ولكن قد لا يكون ذلك بالأمر الهين في كثير من الحالات. وتعتبر الروائح النفاذة والدخان وعثة الغبار من أكثر المواد إثارة لحساسية الأنف، بالإضافة إلى الرطوبة والعشب وحبوب اللقاح وشعر ووبر الحيوانات الأليفة، ويمكن تحديد نوع المواد المثيرة للحساسية لدى الطفل بعمل فحص حساسية المواد المستنشقة عن طريق الجلد أو الدم.

بالنسبة للأطفال الرضع تحت العامين من العمر يقتصر العلاج على بخاخ غسول الأنف الذي يحتوي على محلول ملحي، إلى جانب شراب مضاد الهستامين. من الضروري استخدام بخاخ المحلول الملحي عدة مرات في اليوم لمساعدة الطفل في بقاء الأنف مفتوحًا، وتلطيف الأغشية المبطنة للأنف. ويعمل شراب مضاد الهستامين على التقليل من التورم والاحمرار والتهيج والإفرازات في الأنف وأجزاء الجسم الأخرى مثل العينين والحلق وبالتالي يساعد الطفل على التنفس بصورة أفضل، كما أنه قد يقلل من الشعور بالحكة.

في الأطفال الذين تزيد أعمارهم عن السنتين، يعتبر بخاخ الأنف المضاد للالتهاب الذي يحتوي على الكورتيزون هو ركيزة علاج حساسية الأنف، بالإضافة إلى شراب مضاد الهستامين وغسول الأنف الملحي. ويُستخدم بخاخ الأنف المحتوي على الكورتيزون مرة واحدة في اليوم.

يجب الابتعاد عن بخاخات الأنف التي تحتوي على مضادات الاحتقان وغيرها من المركبات الكيماوية التي قد تزيد من قوة احتقان الأنف المرتدة، فتعطي نتائج عكسية في هذا السن، بالإضافة إلى مضارها الأخرى. كما أن شراب مضاد الهستامين هو الشراب المسموح به للأطفال، ويجب الابتعاد عن شراب مضادات الاحتقان لما قد تسببه للطفل من أضرار.

عندمـا تكون حساسية الأنـف ملازمـة للطفـل بسـبب وجـود أحـد
مثيـرات الحساسية مثل الدخان في محيط الطفل بشـكل دائم، يصبح
مـن الضـروري اسـتخدام أدويـة الوقايـة. وتكون أدوية الوقاية ذات أهمية
خاصـة فـي الأطفـال الرضـع ممـن تزيد أعمارهم عن ستة أشهر. وهي
عبـارة عن مضـادات للالتهاب تسـمى مثبطات الليكوترين، وتتوفر على
هيئـة حبيبـات تمـزج مـع قليل من الطعام وتقدم للطفل مرة واحدة في
اليوم في المسـاء، ويجب ألا يُعطَى الطفل شيء بالفم بعد الدواء ولمدة
نصـف سـاعة. تتوفر مثبطـات الليكوترين أيضًـا علـى هيئـة أقراص
للمضـغ للأطفال الأكبر سنًا.

مـن الأدويـة الوقائيـة الأخـرى التـي يمكـن اسـتخدامها للطفـل الـذي
يعاني من حساسية الأنف بخاخات للأنف تمنع خروج الهستامين من
الخلايـا الحاملـة لـه، وبذلـك تحد مـن الأعراض الناتجة عن حساسية
الأنـف، وتسـتعمل بشـكل خاص للأطفـال الذيـن يشـكل الرشـح لديهـم
مشكلة كبيرة.

ويبقـى الحـرص علـى تطعيـم الطفل ضد مرض الإنفلونزا مع بداية كل
شتاء جزءًا مهماً من خطة علاج حساسية الأنف الناجحة.

الأكزيما ... الجلد الذي لا ينام

قد يوحي الاسم للبعض بسهولة المرض وغياب الخطورة عنه، لكنه قطعا سوف يغير رأيه عند مشاهدته مقطع مرئي صغير لطفل يعاني من الأكزيما وما الذي يحدث له أثناء النوم أو "اللانوم". منظر مؤلم بالفعل، لا يكاد الطفل يهدأ للحظات حتى يعود يتقلب من جانب إلى آخر محاولاً هرش جسمه بيديه بشراسة أو فركه على الأسطح الملامسة، إن لم يكن يستطيع الهرش بعد، فعلى الرغم من أنه مغمض العينين وفي عداد النائمين إلا أن ذلك الشعور الطاغي بالحكة لم يدع له مجالاً للوصول إلى النوم العميق، تلك المرحلة من النوم المجددة للخلايا والضرورية للشعور بالراحة والاسترخاء وشحن القوى لمعاودة النشاط في اليوم التالي. يحدث كل هذا بينما يعتقد الجميع أن الطفل نائم. نعم هو نائم بالفعل ولكن في مراحل النوم الأولى دائمًا والتي يمكن خلالها الحركة ويسهل إيقاظ النائم فيها، وهو لا يمكنه الدخول في المرحلة الهامة التي تليها من النوم بسبب حركته المتواصلة، فهو لذلك شبه مستيقظ. لهذا السبب يبدو الطفل شاحبًا، خائر القوى أثناء النهار يغالبه النعاس ويفتقر إلى الطاقة، ويكون الأمر أكثر وضوحًا حين يكون الطفل في عمر الدراسة. إذا كنا نحتاج النوم يوميًا لتجديد القوى وتنشيط الجسد للحفاظ على وظائفه الحيوية، فإن مريض الأكزيما هو أكثر الناس حاجة للنوم العميق الهادئ الذي يساعده على ترميم تلف الخلايا ويمدّه بالطاقة اللازمة لمجابهة ما يصاحب المرض المزمن من إجهاد ووَهن.

ثـم إنـه ليس الطفل وحده مـن يطالـه الأذى، فالأهل أيضًا يتألمون لرؤية الطفل على هـذا الحال معظم الوقت، وتنتابهم مشـاعر كثيرة متباينـة تتراوح بيـن الألـم والغضب والشعور بالذنب والإحبـاط، وربما الاكتئاب.

إن السـيطرة على الحكـة وتمكيـن الطفـل مـن النـوم العميـق، حتـى لسـويعات قليلة، هـي الواجب الإنسـاني الأهـم تجاه الطفل المريض بالأكزيما، بل قد تكون هـي أسمى الغايات على الإطلاق في رحلة علاج الطفـل الطويلة.

مـن الضروري أن يفهـم الأهـل مـا الـذي يحـدث بالضبط لجلد الطفل، ولماذا تحوّل ذاك الجلد الطري الغض إلى ما هو عليه الآن من حال قد لا يسـر الناظرين. ثم إن الشـرح المفصل لأنـواع العلاجـات المتوفرة وكيفية استخدامها وماهي مضارها وكيف نتفاداها هي أمور في غاية الأهمية، وهي الفيصل بين الاستجابة للعلاج وبين عدم الاستجابة.

الأكزيمـا أو التهـاب الجلد التحسسـي، هـي مرض جلدي تلعب الوراثة دور كبير في الإصابة به، كما أنها تقع ضمن دائرة أمراض الحساسية مثل الربو وحساسية الأنف والحساسية الغذائيـة. وغالبًا مـا تسبق ظهور الربو عند الطفل بفترة قد تمتد لسنوات.

يولد الطفل ذو الاستعداد الوراثي للأكزيما بخلل في تركيب الجلد ووظيفته، حيث يكون الجلد مساميًّا أو ما شابه ذلك، بمعنى أن هناك فجوات صغيرة غير مرئية في الجلد الذي من المفترض أن يحمي الإنسان. في الحالة الطبيعية يشكل الجلد سدًّا منيعًا أمام دخول الجراثيم، كما يمنع جفاف مرطبات الجسم الطبيعية التي تفرز داخله. أما في الطفل المصاب بالأكزيما فإن تلك الفجوات الموجودة في الجلد تسمح بدخول الجراثيم وتؤدي للإصابة بالعدوى الجرثومية، كما أن المواد المرطبة تتبخر بفعل التعرض للجو ويصاب الجلد بالجفاف والحكة، وهذا بالضبط هو أصل المشكلة في مرض الأكزيما.

قد يصاب الطفل بمرض الأكزيما في أي مرحلة من عمره، ولكنه شائع الحدوث بين الثلاثة أشهر إلى الستة أشهر من عمر الطفل، وغالبًا ما يتعافى منه الطفل في مرحلة لاحقة، ولذا كان من الضروري توفير العلاج الفعال لحماية جلد الطفل من التحولات الضارة التي قد تكون دائمة.

نتيجة للخلل المناعي في الجلد فإن الزيوت الطبيعية التي تساعد في الحفاظ على طراوته وليونته تقل بشكل كبير، ولذلك يصاب الجلد بالجفاف في جزء صغير منه أو في سائر الجسم، ويصاحب ذلك حكة شديدة وهرش، وقد يكون الجفاف شديدًا مما يؤدي إلى تشقق الجلد وتقشره واحمراره.

هـذه الأعراض مـن جفـاف وحكـة وهرش قـد تصيـب الطفـل علـى فترات وتسمى نوبة أو فورة أو توهج، كما أنها قد تلازم الطفل بصفة مستمرة يتخللها نوبات من الفوران والتوهج تزداد فيها حدة المرض عن المعتاد، فالمرض مزمن في طبيعته، أي أنه يعاود الطفل مدة من الزمن قد تطول أو تقصر.

يـؤدي جفـاف الجلـد وتشـققه إلـى مزيـدٍ مـن الحكـة وبالتالـي مزيـدٍ مـن الهرش والتخريش وما ينتج عن ذلـك من إصابة الجلد بالعدوى الجرثوميـة التـي تظهـر فـي صـورة احمـرار شـديد مـع وجـود صديـد وقيح تزيد كميته أو تنقص حسب قوة الالتهاب، كما أن الجلد يكون عرضة أيضًا للإصابة بعدوى الفطريات، ومن المهم أن ندرك هنا أن علامات الالتهاب الجرثومي أو الفطري للجلد قد لا تكون واضحة للأهل، وذلك قد يؤخر من طلب العلاج الفعال، ولهذا السبب كان من الضروري اعتبار كل احمرار في الجلد يصيب الطفل هو التهاب جرثومي في الجلد حتى يثبت العكس.

مثل غيرها من أمراض الحساسية، يوجد عدد من المثيرات التي قد تؤدي إلى إثارة نوبة الأكزيما، منها التعرض للمواد المخرشة للجلد مثل ملامسة المواد الكيميائية بما في ذلك الصابون ومساحيق الغسيل والعطور والملابس المصنوعة من الصوف والنايلون، بالإضافة إلى وبر وشعر الحيوانات وعثة الغبار. وتزداد الأكزيما سوءًا في الطقس البارد الجاف، وعند التغير المفاجئ في درجات

الحرارة، وكذلك عند التعرض للدخان من أي مصدر كان. كما يجب الانتباه بشكل خاص لملامسة الطفل لمادة الصلصال أو ما يسمى المعجون، التي يلعب بها الأطفال في العادة في البيت أو المدرسة. على الرغم من أن حساسية الطعام ليست سببًا مباشرًا للأكزيما إلا أن تناول الطفل لبعض الأطعمة قد يكون له تأثير على حالة الأكزيما لديه، بحيث تزيد هذه الأطعمة من حدة الأكزيما، وتجعل السيطرة عليها صعبة وتقلل من فرص استجابتها للعلاج. ومن هذه الأطعمة البيض والحليب والفول السوداني والأسماك والصويا والقمح والمكسرات.

في بعض الأحيان قد نحتاج لأن ننظر إلى ما هو أبعد من الأكزيما عندما يتعلق الأمر بإصابة الطفل بالهرش واحمرار الجلد وتقرحه، إذ قد تكون الحكة الشديدةٍ وآثار الخدوش هي العلامات الوحيدة الظاهرة على الطفل الذي أُصيب بمرض الجرب، والذي هو مازال موجودًا بالفعل وبصورة أكبر مما يتوقع الكثيرون، ويحتاج الجرب لعلاج آخر يختلف تمامًا عن علاج الأكزيما، ولذا كان من الضروري أخذ ًهذا التشخيص بعين الاعتبار خاصة عندما لا تستجيب حالة الطفل لعلاجات الأكزيما الفعّالة المستخدمة. ثم أن تلك الأكزيما الظاهرة التي لم تستجب لخطة العلاج المحكمة ربما تكون شيئًا آخر غير الأكزيما وربما تتطلب إعادة النظر في التشخيص والبحث عما هو أبعد من ذلك. بعض الأطفال اتضح أن ما يعانون منه هو الصدفية بعد إجراء فحص مخبري لعينة من الجلد.

في الحقيقـة أن معظـم حـالات الأكـزيمـا التـي رأيتهـا كانـت تأتـي بتشخيصهـا معهـا، أي أن طبيبًـا آخـر سـبق وأن شخّـص الحالة وصرف لهـا العـلاج، بـل إن بعض المرضـى قـد زار بالفعل أكـثر مـن طبيـب مـن قبـل، ولكـن الحلقـة المفقـودة كانـت في عـدم وصـول الأهـل للمعلومة المهمـة عـن المسـار الطبيعـي للمرض، ومـاهـي النتيجـة المرجـوّة مـن العـلاج، ثـم كيفية اسـتعمال ذلك العـلاج بحكمـة المـدّ والجَـزْر، حسـب شـدة حالـة الأكزيمـا لدى الطفل.

لا يكفـي تشـخيص حالـة المريـض وتزويـده بالوصفـة الطبية في مثـل هـذه الحـالات التـي يعتمـد شـفاؤها علـى فهـم الأهـل لمـرض الطفل أوّلـه وآخـره. فالكـثير مـن النـاس يعتقـد أن مـرض الأكـزيمـا سـوف يـزول بعد إتمـام مـدة العـلاج التـي حددهـا لـه الطبيب، وهـذا ما يدفعـه للإحباط عند أول عودة لمظاهـر المـرض مـرة أخـرى، ومـن ثـم يبـدأ رحلـة البحـث عن اليقيـن!

أخبرتنـي إحـدى الأمهـات الكريمـات عنـد زيارتهـا الأولـى للعيـادة أنها قـد تعبت نفسيـا مـن رؤيـة أطفالهـا الأربعـة يهرشـون معظـم الوقـت رغم كل تلك الأدويـة التـي وصفـت لهـم، ومـن رؤية كل تلك الآثـار والخطـوط والنـدوب علـى أطرافهـم رغـم قضائهـا الكثيـر مـن الوقـت في وضـع المراهـم لهـم. أخبرتنـي أيضًـا أنهـا محبطـة ومكتئبـة، وأنهـا لـم تكـن ترغـب في زيارة المزيـد مـن الأطبـاء فهـي لـم تعد تدري إذا كان هناك أمل في الشفاء، ثـم طلبت منـي أن أعذرهـا علـى صراحتها.

لا شيء أصدق دلالة على قوة الكلمة من حالة مريض الأكزيما. فرغم أن المرضى أتوا مزوَّدين بأدويتهم إلا أن معظمهم كان قد فقد الأمل أو يكاد، في أن يكون هناك مخرج للطفل مما يعانيه.

ثم يصارحونك أنهم دُفعوا للمجيء دفعًا أو أُرغموا عليه من قريب شغله هَمّ الطفل فاقترح عليهم أن يأتوا لرؤيتك ولو تُرِك الأمر لهم لما أتوا لأنهم ببساطة لا يظنون أن هناك فائدة تُرجى من رؤية أي طبيب. في الواقع إن هذه القصة كثيرًا ما تحدث عندما يكون مرض الطفل مزمنًا، إلا أنها تظل أكثر ارتباطًا بمرضى الأكزيما والربو. وكان ذلك يتطلب جهدًا إضافيًا وتعاملًا خاصًا، إذ ليس من السهل إقناع اليائس بشيء، فهو قد يضع نفسه في حجاب لا يكاد يستمع معه للآخرين. ثم هو ضغط إضافي على الطبيب إذا علمنا أن هؤلاء الأهل ما أتوا بطفلهم إلا ويدفعهم حسن الظن على أقل تقدير.

يرتكز العلاج الفعّال للأكزيما على مركبات الترطيب الموضعية في المقام الأول، لتعويض ما فُقد من مرطبات طبيعية بسبب الخلل التركيبي والمناعي للجلد. وتتوفر هذه المركبات في صورة كريمات ومراهم، ويحتوي الكريم على نسبة أعلى من الماء ويفضل استعماله في الجو الحار، أما المرهم فيحتوي على كمية أعلى من الزيوت وبالتالي يختزن الحرارة بصورة أكبر. ولكن يجب الانتباه إلى أن مركبات الترطيب يجب استعمالها فقط للجلد المصاب بالجفاف في حالته المعتادة في غياب نوبة التوهج، وأنه يجب التوقف عن استعمالها

لمنطقـة الجلـد المتوهجـة، أو التـي أصابتهـا العـدوى الجرثوميـة، بمعنى أنـه يكتفـى بوضـع مركبـات الترطيب علـى جلد الطفل الجـاف، وتوضـع مركبـات مضـاد الالتهـاب والمضـاد الحيـوي علـى المنطقـة المصابـة بالاحمـرار والعـدوى الجرثوميـة.

يجـب أن تسـتعمل مركبـات الترطيـب مرتيـن فـي اليـوم علـى الأقل للسـيطرة علـى الجفاف بشـكل فعال، وتكتسب هذه المركبات خواصها المرطبة مـن قدرتها على غلق أو حبس الماء داخل الجلد، ولذلك كان ضروريًـا جـدًا أن نضـع هـذه المركبـات المرطبة علـى جلد مبلل، وخاصة عقب الاسـتحمام مباشـرة. فـي الأوقـات الأخـرى التـي تسـتعمل فيهـا المرطبـات بعيـدًا عـن وقـت الاسـتحمام ينبغـي مسـح الجلـد بالمـاء قبل دهنـه بالكريـم أو المرهـم المرطـب.

تعمل هـذه الكريمـات والمراهـم المرطبة على إعـادة الترطيب المفقود مـن الجلـد ممـا يجعلـه ناعمًـا لينًـا، وبذلك تعمـل على التقليـل من الحكة والحاجة إلى كريمات الكورتيزون عالية التركيز أو قوية المفعول.

وعلـى الرغـم مـن أن الترطيـب مرتيـن فـي اليـوم قـد يكـون كافيًـا، إلا أن زيـادة عـدد مـرات الترطيـب إلـى ثلاث أو أربـع مـرات فـي اليوم هـو مـن أفضل السـبل لمواجهة نوبات الحكة الشـديدة. ويعتبر الاسـتحمام اليومي ضرورة علاجية لمرضى الأكزيما، فالماء الدافئ يجعل الجلد طريًا ممـا يساعده على امتصاص الأدوية المستعملة بشـكل أفضل، كما

أن الماء يزيل قشور الجلد وكل ما يمكن أن يوجد على سطح الجلد من مواد مخرشة ومثيرة للحساسية، بالإضافة إلى دور الاستحمام في مساعدة الطفل على الاسترخاء ومقاومة التوتر. إلا أنه من الضروري مراعاة استعمال مستحضرات الاستحمام الخفيفة والغير صابونية والتي لا تحتوي على المواد المعطرة والأصباغ، كما يجب استعمال الكريم المرطب مباشرة على الجلد المبلل قبل أن يجف. يجب التنبيه هنا إلى أن كثرة الاستحمام دون وضع الكريم المرطب قد تؤدي إلى جفاف الجلد بصورة أكبر، ولذلك فإن المعادلة الضرورية للحصول على جلد طري ندي هي: جلد مبلل بالماء + كريم مرطب = جلد طري.

من الضروري أيضًا الاهتمام بكل ما يلبسه الطفل لتفادي نوبات الحساسية، وذلك باختيار الملابس القطنية الواسعة بعض الشيء والابتعاد عن الملابس المصنوعة من الأصواف والنايلون، مع الحرص على قص أظافر الطفل باستمرار، حتى لا تؤدي الحكة والهرش إلى تلف الجلد، وجعله أكثر عرضة للجراثيم، وتعتبر القفازات القطنية ذات فائدة كبيرة في حالة إصابة وجه الطفل الرضيع بالأكزيما، فحتى وإن قام الطفل بالهرش فإن ذلك لن يسبب أذى لأن أظافر الطفل لا يمكنها الوصول للجلد.

قد يكون استعمال شراب مضاد الهستامين ضروريًا للسيطرة على الحكة، حتى يتمكن الطفل من النوم. ويستخدم هذا الدواء في العادة في فترة الليل، حتى نتفادى أي تأثير ممكن له على نشاط الطفل أو

تحصيله الدراسي في النهار. حين تزداد حدة جفاف الجلد والتشقق والتخريش يصبح هناك حاجة ماسة لاستخدام المركبات الموضعية المضادة للالتهاب والتي تحتوي على الكورتيزون تحت إشراف الطبيب المختص.

تتوفر مركبات الكورتيزون الموضعية على هيئة كريمات ومراهم ذات تركيزات مختلفة القوة، ويجب الحرص على استعمال مركبات الكورتيزون الموضعية منخفضة التركيز أو خفيفة المفعول قدر الإمكان حتى نتجنب المضاعفات الجانبية غير المرغوب فيها لمادة الكورتيزون مثل ترقق الجلد وتصبغه وشيخوخته المبكرة. وتعطى هذه المركبات في العادة مرتين في اليوم ولمدة لا تقل عن أسبوع، ويجب عدم إيقاف استعمالها بمجرد عودة الجلد للحالة الطبيعية، لأن فترة الأسبوع هذه تعتبر ضرورية حتى يتم التخلص من الالتهاب بالكامل.

ينبغي على الأهل عدم القلق من استخدام مركبات الكورتيزون الموضعية الضرورية للطفل، بحكمة، وتحت إشراف الطبيب المختص، فالخطورة الناتجة عن الأكزيما غير المعالجة، تفوق بكثير المخاطر التي قد تنتج عن استعمال الكورتيزون الموضعي. في بعض الحالات الشديدة، قد يكون من الضروري أيضًا تناول الطفل شراب الكورتيزون لفترة وجيزة.

تصاحب العدوى الجرثومية الجلدية عادة نوبات الالتهاب الجلدي الحاد الغير جرثومي، ولهذا السبب يكون استعمال مركبات المضادات الحيوية الموضعية ضروريًا للطفل، وتتوفر هذه المضادات الحيوية في صورة كريمات ومراهم. يستخدم مركب المضاد الحيوي الموضعي مرتين في اليوم ولمدة أسبوع كامل. وقد يحتاج الطفل لتناول شراب المضاد الحيوي بالإضافة لهذه العلاجات الموضعية إذا كانت العدوى الجرثومية منتشرة في جزء كبير من الجلد، أو في أماكن متفرقة من الجسم، ويتم ذلك من قبل الطبيب المختص.

الإصابة المتكررة بالعدوى الجرثومية في الجلد هي واحدة من أهم علامات مرض الأكزيما. وتكون الجراثيم الغازية في معظم الحالات هي تلك البكتيريا التي تتواجد على الجلد الطبيعي لحمايته، والتي انحرفت عن دورها الطبيعي في الحماية حين وجدت طريقها لداخل الجلد الجاف والمتشقق. وتعتبر حمامات الكلور ذات أهمية خاصة في مثل هؤلاء الأطفال الذين تكررت لديهم العدوى الجلدية.

تعمل حمامات الكلور على الحد من الالتهابات الجرثومية المتكررة وبذلك تساعد في السيطرة على الأكزيما بصورة أفضل، وتزداد فاعليتها عند استعمالها مع علاجات الأكزيما الأخرى، وهي بالإضافة إلى ذلك سهلة الاستعمال، يتم القيام بها في المنزل، وآمنة، وليس لها مضار أو مضاعفات جانبية. الكلور هو مادة معقمة مفيدة جدًا في الواقع، ويحضر منه محلول مخفف جدًا يستخدم كمعقم على نطاق

واسع في المجال الصحي. باستخدام حمامات الكلور للطفل مرتين في الأسبوع، يتم القضاء على كل الجراثيم الموجودة على سطح الجلد تقريبًا، والتي قد تشكل خطرًا ومصدرًا لإصابات والتهابات جلدية مستقبلية. من الضروري استشارة الطبيب المختص في التفاصيل الخاصة بكيفية عمل حمام الكلور قبل استعماله للطفل، ويجب التأكد من عدم وجود قروح أو جروح جلدية مفتوحة حتى لا تكون عرضة للتهيج بسبب حمام الكلور.

في حالة نوبة الأكزيما الشديدة قد يحتاج الطفل لأكثر من وضع المراهم على الجلد المصاب، وهنا تصبح الضمادات المبللة أو التغطية الرطبة، ذات أهمية كبيرة للطفل، حيث يعمل هذا الضماد على زيادة امتصاص الجلد للمراهم والكريمات العلاجية مما يزيد من مفعولها. وتعمل هذه الضمادات المبللة بوضع كريم الكورتيزون على الجلد المصاب مباشرة، ثم يغطى بضماد من الشاش الذي تم نقعه في الماء مدة ربع ساعة، ثم عصره جيدًا، وأضيف له كمية كبيرة من الكريم المرطب. يغطى هذا الضماد المرطب بضماد آخر جاف ضاغط قليلًا حتى يبقيه في مكانه، وهو متوفر على هيئة أنبوب من الضماد الضاغط يمكن للطفل أن يلبسه مثل الأكمام، كما يمكن استعمال الملابس المصنوعة من القطن المعدة خصيصًا للتغطية الرطبة، إذا توفرت في مكان إقامة الطفل.

في الحالات التي لا تستجيب فيها الأكزيما لمركبات مضادات الالتهاب الموضعية التي تحتوي على الكورتيزون، وأيضًا في تلك الحالات التي يحتاج الطفل فيها إلى استعمال مركبات الكورتيزون بشكل دائم للسيطرة على نوبات الأكزيما، يكون من الضروري البحث عن دواء آخر أكثر أمنًا على الجلد مع الاستعمال طويل الأمد، حتى يمكننا المحافظة على جلد الطفل وحمايته من الآثار الجانبية التي تنتج عن استعمال مركبات الكورتيزون الموضعية لفترة طويلة. من هذه الأدوية مركبات مثبطات الكالسينيورين الموضعية والتي تعرف بالأدوية المناعية وتستخدم للأطفال فوق عمر السنتين، وتحت إشراف الطبيب المختص.

على الأهل محاولة تحديد ما هي المهيجات التي قد تسبب حدوث نوبة الأكزيما عند الطفل بشكل متكرر أو متواصل، قد لا يستجيب معه للعلاج. تختلف هذه المهيجات من طفل لآخر، وقد يحتاج الأهل لتقمص دور المُخبر هنا لمعرفة المواد التي تثير الأكزيما عند طفلهم، وقد يفيد في تلك المهمة استعمال مفكرة للأحداث التي تحيط بالطفل عند إصابته بالنوبة.

كما يجب الانتباه إلى كل ما نطعمه للطفل، بحيث يمكننا أن نتعرف على تلك الأطعمة التي قد تزيد حالة الأكزيما عند الطفل سوءًا، ومن ثم يجب تجنب هذه الأطعمة لفترة، والحرص على تعويض الطفل بطعام بديل عنها حتى لا نتسبب له في نقص غذائي.

يكون الطفل المصاب بالأكزيما أكثر عرضة لحدوث مضاعفات كبيرة إذا أصيب بمرض جديري الماء، أو مرض الهربس البسيط، وقد يخرج الأمر عن السيطرة في فترة وجيزة، مما يستدعي الاستشارة الطبية العاجلة إذا شك الأهل في إصابة الطفل بأحد هذين المرضين.

قد تنتاب الأطفال المرضى بالأكزيما على مختلف أعمارهم نوبات من الغضب أو العناد أو الملل من كثرة استعمال المراهم والأدوية، وفي بعض الأحيان يرفضونها بشدة، وهذا أمر مُتفَهم بالنظر لطول فترة المرض وتكرار نوبات التوهج. ومن المهم أن يبدي الأهل هنا شيئًا من رحابة الصدر والصبر الجميل، وأن تتم عملية العلاج في جو من المرح واللعب حتى لا يشعر الطفل بأنها عبء ثقيل يتهرب من تحمله. من المفيد أيضًا أن تجعل الطفل شريكًا فعّالًا في العناية اليومية بمرضه قدر المستطاع، وتعتبر الكريمات المرطبة وسيلة آمنة لتعليم الطفل كيف يعتني بنفسه، وتشجيعه والثناء عليه عند الإنجاز ولو كان بسيطًا. إن مساهمة الطفل بشكل مباشر في العناية بالجلد عن طريق وضع الكريم المرطب عقب الاستحمام، وفي أوقات مختلفة سوف يكسب الطفل قوة في الشخصية، ويجعله يتعايش مع المرض بشكل إيجابي، ويقلل من الآثار النفسية السلبية التي قد تنتج عنه.

ويحتاج الأطفال اليافعون المصابون بالأكزيما إلى عناية خاصة، وكثير من المراعاة والمداراة، فقد يمثل لهم المرض ضغطًا نفسيًا كبيرًا ، فإلى جانب قلة النوم التي تؤدي إلى الشعور الدائم بالتعب

والإجهاد، فإنه ينتابهم مشاعر الإحراج والإحباط والميل إلى الانطواء وعدم الثقة بالنفس، ومن الممكن أن يؤدي الأمر إلى إصابتهم بالاكتئاب.

طول فترة المرض ونوبات التوهج المتكررة قد تدفع الكثير من الأهل إلى التسوق العلاجي المحموم، تدعوهم إلى ذلك رغبتهم الصادقة في شفاء الطفل السريع، مما قد ينتج عنه من الضرر أكثر من الفائدة المرجوّة. من فضلك لا تجعل الطفل حقل تجارب لكل ما تسمع عنه أو ما قد يقترحه الآخرون من كريمات ومراهم، ففي الوقت الذي قد لا تكون هذه المنتجات ذات فائدة لطفلك بالذات، فإنها قد تسبب له من الضرر ما لا يمكن أن تتوقعه. كن على تواصل مع طبيب الطفل ليرشح لك مرطبًا غير تجاري سبق وثبت مفعوله وعدم ضرره على الجلد مع الاستخدام طويل الأمد. كذلك يجب الابتعاد عن تناول الخلطات العشبية أو الجاهزة التي يزعم البعض أنها فعالة، لأنه ليس باستطاعتنا التحقق من ذلك، كما أنه لا يمكننا التنبؤ بمضارها على أجهزة الجسم المختلفة، فلا أحد يرغب في التسبب في مرض للكبد مثلًا مقابل وعد بالشفاء من الأكزيما، وقد حدث هذا فعلًا لبعض المرضى، وفي أماكن مختلفة من العالم.

حساسية الغذاء... سوء الظن الذي قتل

لم يغرني موضوع طبي بالكتابة الأدبية الصرفة كما أغراني موضوع حساسية الغذاء، ذلك لأنني استوحيت منه معاني إنسانية كثيرة حين تفكرت في سبب المرض، وما يحدث فيه وكيف هو سبيل النجاة. تراءى لي كيف يمكن لسوء الظن أن يحرم الإنسان من الاستمتاع بأشياءٍ كثيرة جميلة في الحياة، وكيف يجعله يجرد كل أسلحته ويستنفر قواه ليحارب عدوًّا وهميًّا ما هو في الواقع بعدوٍّ أبدًا، بل قد يكون ممن حَسُن منظره وطاب مخبره. ثم تأملت كيف أن الإنسان على الرغم من قوته وجبروته ومقدرته على خوض البحار والقفار وما وراءها، ورغم شجاعته التي قد يفاخر بها، كيف أنه قد يعجز عن مواجهة سمكة صغيرة لا حياة فيها، ويفر منها هاربًا مذعورًا، ليس هذا فحسب بل ها هو يفر من كل ما جاورها أو لامسها من طعام. ولقد رأيت أوضح الأدلة على مدى ضعف الإنسان وقلة حيلته، إذ أن حبة ضئيلة من سمسم ربما كانت قادرة على القضاء عليه، وإنهاء رحلة حياة كانت زاخرة بالأماني العِذاب.

مثل ذلك يحدث بالضبط في الحساسية الغذائية، إذ يسيء الجهاز المناعي الظن بمكونات الغذاء فيراها تهديدًا للجسم وخطرًا محدقًا به، ويبادر إلى حالة دفاعية مبالغ فيها وردٍّ قاسٍ ينتج عنه أضرار كثيرة للجسم نفسه قد تنتهي بمفارقة الحياة، أو العيش في خوفٍ دائم وترقب وحذر من حدوث ذلك.

من الممكن أن تظهر حساسية الغذاء لدى الطفل في أي عمر، لكنها غالبًا ما تظهر على الأطفال الرضع في سنتهم الأولى، وكغيرها من أمراض الحساسية، يكون الطفل أكثر عرضة للإصابة بها إذا كان لديه تاريخ عائلي بالإصابة بأي من أمراض الحساسية الأخرى مثل حساسية الأنف أو الجلد أو الصدر أو حساسية الغذاء. كما أن خطر الإصابة بالحساسية الغذائية يزداد في الأطفال الذين حُرموا من الرضاعة الطبيعية الحصرية في الستة أشهر الأولى من العمر، وكذلك الأطفال الذين تناولوا الأطعمة المكملة قبل عمر الأربعة أشهر.

على الرغم من أن الكثير من حساسية الغذاء سوف يزول تدريجيًا عندما يكبر الطفل، إلا أن بعضها قد يبقى يلازمه طوال العمر، ولا تقتصر حساسية الغذاء على أطعمة معينة، فأي غذاء من الممكن أن يسبب الحساسية، إلا أن الحليب والبيض والأسماك والقمح والفول السوداني والمكسرات والسمسم هي من أكثر الأطعمة المسببة للحساسية الغذائية.

تظهر أعراض حساسية الغذاء عادة خلال ساعتين من تناول الطعام المسبب للحساسية، ولما كانت أعراض الحساسية الغذائية تتراوح بين أعراض خفيفة إلى أعراض شديدة الخطورة قد تودي بحياة الطفل، فإنه في غاية الأهمية أن نكون قادرين على التعرف على أعراض وعلامات الحساسية في حياتنا اليومية. ربما لن يخطئ أحد في التعرف على حساسية الغذاء حين تكون ردة الفعل كبيرة وخطيرة،

وذلك ما يعرف بفرط الحساسية، والذي يظهر في العادة على هيئة تورم الشفتين أو الوجه أو اللسان أو الحلق، ثم صفير وحشرجة وصعوبة في التنفس وشحوب في اللون، ثم دوار وربما إغماء أو فقدان للوعي، بصورة تهدد حياة الطفل، وتكون الثواني والدقائق ثمينة جدًا هنا، ويحتاج المريض إلى التدخل الطبي العاجل في طوارئ المستشفى.

أما أعراض الحساسية الخفيفة والأقل خطورة، فإنها في الواقع قد تكون موجودة لفترة طويلة دون أن ينتبه أحد إلى أن حساسية الغذاء قد تكون هي السبب فيما يعانيه الطفل، مثل الطفح الجلدي المتكرر، المغص والبكاء، القيء أو الإسهال أو تقرحات الفم واللسان. وقد لا يربط الأهل بين طعام معين وبين الأعراض التي تظهر على الطفل خصوصًا إذا كانت الأعراض تأتي متأخرة، وهنا تفيد المفكرة الغذائية الأهل كثيرًا في معرفة الطعام الذي يثير الحساسية لدى الطفل حتى قبل زيارة الطبيب، وذلك عن طريق تسجيل الأطعمة التي يتناولها الطفل كل يوم لفترة اسبوعين أو أكثر، مع تسجيل الأوقات والأيام التي تظهر فيها الحساسية ثم ملاحظة الطعام الذي كان عاملًا مشتركًا بين أوقات ظهور الحساسية.

هناك حالات كثيرة تكون الحساسية فيها في الواقع هي حساسية للمواد الحافظة والمواد الملونة ومحسنات الأغذية المضافة، وليست حساسية للغذاء نفسه، يحدث هذا عند تناول الأغذية المعلبة

والمحفوظة والأطعمة المجهزة خارج المنزل بشكل عـام، وتنبغي الدقة في التشخيص هنا، فقد يؤدي ذلك إلى حرمان الطفل من نوع معين من الغذاء في الوقت الذي لا توجد لديه حساسية حقيقية لهذا الطعام.

في بعض الأحيان قد يختلط الأمر على البعض في التفريق بين الحساسية الغذائية وبين عدم التحمل الغذائي، إلا أن الفارق بينهما كبير، فالحساسية الغذائية تنتج عن نشاط جهاز المناعة، وهي قد تهدد حياة الطفل، بينما عدم تحمل الغذاء ينتج عن صعوبة في هضم وتمثيل الغذاء، وتكون أعراضه أقل حدة، ولا يشكل خطورة مباشرة على الحياة.

العامل الأهم في تشخيص الحساسية الغذائية هو التاريخ الطبي أو القصة الطبية، بمعنى ما حدث بالفعل مع الطفل و ما لاحظه الأهل وأخبروا به طبيب الحساسية المختص. اختبارات الحساسية المعتمدة يجب أن يطلبها فقط طبيب الحساسية، وهو مَن يجب أن يقرأ نتائجها ويفسرها، ثم يصدر التشخيص والتوصيات للأهل، إذ لا يمكن تأكيد وجود الحساسية من عدمها من مجرد قراءة نتيجة هذه الفحوصات وحدها، ومن الضروري تفسيرها في ضوء التاريخ الطبي للطفل. حتى الآن يوجد فقط اختبارين معتمدين للكشف عن الحساسية الغذائية، أحدهما يجرى للطفل عن طريق الجلد والآخر عن طريق فحص الدم.

تنبغي الإشارة إلى أن هناك الكثير من الاختبارات التي تُجرى اليوم باسم الحساسية لغرض تجاري صرف، وهي لا تمثل أي قيمة علمية أو صحية في الواقع، بل قد تؤدي إلى ضررٍ بالغ للصغير والكبير، حين يتم استبعاد أنواع كثيرة من الطعام من الغذاء بناءً على نتائج هذه الفحوصات الغير دقيقة، مما يؤدي إلى نقص غذائي كبير لدى الطفل، بالإضافة إلى مشاعر الحرمان التي تلازمه بحجة الحساسية المزعومة.

لا يوجد علاج شافي من حساسية الغذاء في الوقت الحاضر، ولذلك يقع على المريض العبء الأكبر، إذ يجب عليه أن يتوقف عن تناول الأطعمة المسببة للحساسية في المقام الأول، وكل ما يستطيع الأطباء عمله في الواقع هو مساعدة الطفل على تخطي نوبة الحساسية أو التفاعل التحسسي، إذا حدث وتناول الطفل ذلك الغذاء عن طريق الخطأ، ويكون ذلك باستعمال مضادات الهستامين في حالات الحساسية الخفيفة، أما عند تعرض الطفل لنوبة حساسية مفرطة، فيكون من الضروري استعمال محقنة الأدرينالين المنقذة للحياة. من الواجب أن نؤكد هنا أن الرضاعة الطبيعية الخالصة، أو الحصرية، أي إعطاء الطفل حليب الأم فقط لاغير، لمدة الستة أشهر الأولى من عمر الطفل، لها دور كبير وفعال في وقاية الطفل من الحساسية الغذائية.

تجنب الطعام المسبب للحساسية هو الوسيلة الوحيدة الناجحة لمنع حدوث نوبات الحساسية الغذائية، وعلى الأهل معرفة الأطعمة التي تثير الحساسية لدى الطفل والانتباه لها وتفاديها داخل المنزل وخارجه، كما يجب تزويد المدرسة أو الحضانة وكل من يقوم على رعاية الطفل بقائمة تلك الأطعمة المحظورة على الطفل، مع خطة الإسعاف المكتوبة التي وضعها طبيب الحساسية المختص. إذا كانت حساسية الطفل من النوع الخطير الذي يتطلب استعمال محقنة الأدرينالين، فيجب أن تكون المحقنة متوفرة مع الطفل في كل الأوقات، وأن يتم تدريب كل من يرعى الطفل على كيفية استعمالها وقت الطوارئ، كما يجب أن يتم استبدالها بأخرى جديدة عند انتهاء مدة صلاحيتها. ومن الضروري أن يحمل الطفل تعريف يبين الإصابة بالحساسية الغذائية، ونوع الغذاء والعلاج، ويكون ذلك على هيئة بطاقة صغيرة أو سوار بالمعصم أو سلسلة تعلق في الرقبة.

بما أن كمية بسيطة جدًا من الطعام المثير للحساسية قد تسبب درجة كبيرة وخطيرة من الحساسية، فإنه من الواجب أخذ الحيطة والحذر، والانتباه التام لكل ما يأكله الطفل، وذلك بقراءة الملصقات التجارية الموجودة على الأطعمة المختلفة بعناية في كل مرة تشتري فيها الطعام، وعند استخدامه، كما يجب أن تفعل ذلك أيضًا مع ما يُهدى إليك من أغذية. من المهم أن تدرك أن الطعام المُحسس الواحد قد يوجد تحت عدة أسماء مختلفة في الملصقات الغذائية، وأن الطبيب المعالج سوف يزود الأهل بتلك الأسماء حسب نوع

حساسية الغذاء لدى الطفل. ومن الضروري أيضًا تجنب التشارك الغذائي وذلك بالحرص على عدم ملامسة الطعام الذي يتناوله الطفل مع الطعام المحسس أثناء تحضير أو حفظ الطعام، وتنظيف كل الأدوات والأسطح باستخدام الماء والصابون.

عند تناول الطعام خارج المنزل، من المهم جدًا الانتباه إلى المكونات المموهة أو الخفية للأطعمة المختلفة، تلك المكونات التي قد لا يخطر ببال أحد إمكانية وجودها في الطعام الذي يطلبه، فالطعام المحضر قد يحتوي على أكثر من مكون غذائي لا يمكن معرفته أو التنبؤ به من اسم الوجبة أو قراءة ما كُتب في لائحة الطعام. يجب الحرص على طرح الأسئلة ، والتحقق من مكونات الوجبة ومحتوياتها بدقة، عند تناول الطعام الطازج في المطاعم، فعلى الرغم من أن اسم الوجبة قد يوحي لك بالأمان وبخلوِّها من الطعام المحسس، إلا أنها قد تحتوي على ذلك الطعام وبكمية كبيرة أيضًا ، ومن الأمثلة على ذلك احتواء طبق الدجاج المقرمش المفضل لديك على قدر من حليب الأبقار، حيث ينقع الدجاج أثناء الإعداد في الحليب أو اللبن الرائب والبهارات لساعات عدة قبل طهيه، وتلك مفاجأة غير سارة بالطبع لمن يشكو من الحساسية للحليب ومشتقاته.

تمثل حساسية الغذاء لدى الأطفال صعوبة علاجية خاصة، حيث أنه ليس من السهل إقناع الطفل بترك طعام يراه ويشتهيه بحجة أخطارٍ لم يرَها ولا يَعيها. ثم إن الطفل محاط بأطفالٍ آخرين في البيت والمدرسة، ويصعب فصل ما يأكله عما يأكلون، وقد يُرهق الطفل شعورٌ بالحرمان ليس من السهل أن يتخلص منه.

ليس من الحكمة أن نخبر الطفل أن هذا الطعام ضار أو مؤذي، فسوف يبدو ذلك غير منطقي بالنسبة له، وهو يرى أطفالًا آخرين يتناولونه على مرأى ومسمع من أهليهم دون أي ضرر، كما أن كبارًا كُثر يتلذذون بتناوله أمامه أيضًا . لا ينبغي أن نصف الطعام بما ليس فيه، إذ ربما أصبح هذا الطفل قادرًا على تناوله فيما بعد، فنحن نعلم أن الكثير من أنواع الحساسية الغذائية مؤقتة، ومعظمها يزول بالفعل بعد سنوات الطفولة الأولى. وقد يكون من الأنسب والأجدى أن نُفهم الطفل أن هذا الطعام جيد، وهولا يضر الآخرين، لكنه في حالة الطفل فهو يتفاعل مع الجسم بطريقة مختلفة، فيها ضرر قد يكون كبيرًا، وأن الخلل ليس في الطعام ولا هو في الطفل أيضًا ، لكن الخلل يحدث عند التقائهما معًا، ومن الأفضل ألا يلتقيا أبدًا في الوقت الحالي تجنبًا للضرر، ولكن بمرور الوقت قد يصبح لقاؤهما ممكنًا دون خطر، وهذا ما نتمناه جميعًا. ثم إننا يجب أن نبحث جاهدين عن طعام آخر آمن يشبه ذلك الطعام في الطعم واللون نقدمه للطفل كبديل.

الحساسية للحليب ذات بعد خاص، إذ لا تكاد تذكر الحساسية لحليب الأبقار حتى يقفز إلى الواجهة سؤال من الأهل بأنهم سمعوا أن حليب الماعز آمن على الطفل، أو بالأحرى هذا ما تطالعهم به إعلانات حليب الماعز. وهذا ليس صحيحًا بالطبع، إذ أن الطفل المصاب بالحساسية لحليب الأبقار ينبغي أن يبتعد عن حليب الأنعام كلها أي حليب البقر والماعز والغنم والإبل، وذلك للتشابه الكبير في تركيبة الحليب بين هذه الدواب، وربما نحتاج هنا لتغيير المصطلح من حساسية حليب الأبقار إلى حساسية حليب الأنعام، أو حساسية حليب الماشية. كما أن البعض قد يذهب بعيدًا عند سماعهم اسم حساسية الحليب فيوقف الرضاعة الطبيعية خوفًا على الطفل، وتلك مغالطة كبيرة، فالطفل لا توجد لديه حساسية من حليب الأم، بل إن حليب الأم في الواقع يقوم بحماية الطفل من أمراض الحساسية المختلفة، عاجلها وآجلها، إلا أن الالتباس يحدث عند العامة من كون الطفل الذي لديه حساسية من حليب الأبقار ربما استمرت معه أعراض الحساسية ولو بشكل بسيط، حتى عند الاقتصار على حليب الأم كغذاء للطفل. يحدث ذلك بالطبع بسبب مرور بعض جزيئات من حليب الأبقار ومشتقاته التي تتناولها الأم إلى الطفل عبر حليب الأم، وسوف تتحسن حالة الطفل بشكل ملحوظ عندما تتوقف الأم المرضعة عن تناول حليب الأبقار ومشتقاته، وينطبق ذلك أيضًا على أي طعام آخر تتناوله الأم وتعتقد أنه السبب في الحساسية لدى طفلها. سوف لن تتوانى أي أم مرضعة في التخلي عن تناول الأطعمة التي ثبت أنها تثير الحساسية لدى طفلها، وذلك طوال مدة الرضاعة الطبيعية، عندما تجد الدعم والتأكيد من الجميع بأن حليب الأم هو خير غذاء للطفل وقت الصحة والمرض.

لا شـك أن إصـابـة الطفـل بحسـاسـية الغـذاء تشـكل عامـل ضغـط نفسي كبير على الأهل، مـع كل ذلك الحـذر والترقب والخـوف الدائم على الطفـل، ولذلك كان تواصل الأهل الدائم مـع طبيب الحسـاسية المختص والطاقم الطبي وغيرهم من مقدمـي الرعاية الصحية، هو أفضل السـبل لزيـادة شـعور الأهل بالثقـة فـي أنفسـهم، وأنهـم قـادرون على رعاية طفلهم على الوجه الأكمل، وأنهم ليسـوا وحدهم، بل هناك مـن يؤازرهـم ويأخـذ بيدهـم.

الفصل الحادي عشر

الكشف المبكر عن مشاكل السمع والبصر

لا أجد كلمات يمكنها وصف ما للسمع والبصر من أهمية في حياة كل منا... ولكن مهلاً، ربما كانا هما الحياة بكل تفاصيلها!

الكشف المبكر عن مشاكل السمع...ليس كل السكوت ذهبًا

تعتبر حاسة السمع السليمة، منذ الولادة، عاملًا أساسيًا لاكتساب اللغة وتطورها، وهي ضرورية جدًا لتنمية المهارات الادراكية والعقلية التي يحتاجها الطفل للنمو والتطور النفسي والاجتماعي والتعليمي.

كما أن الكشف المبكر عن السمع لدى الأطفال يعتبر ضروريًا جدًا إذا عرفنا أنه على الأقل يوجد اثنان من بين كل ألف طفل وليد يعانون من مشاكل في السمع، وأن الطريقة الوحيدة الفعالة التي يمكن بها معرفة ما إذا كان الطفل يعاني من مشاكل في السمع أم لا هي فحص السمع بأحد أجهزة فحص السمع المعتمدة طبيًا.

من المقلق حقًا أن نعرف أن أكثر الأطفال المصابين بضعف السمع وُلدوا لأبوين سليمين، أي أن غياب التاريخ المرضي العائلي بضعف السمع لا يعني الركون والاطمئنان إلى أن كل شيء على ما يرام. كما أن هناك أسباب عديدة لفقدان السمع لا تلعب الوراثة دورًا فيها.

من الممكن أن يؤدي ضعف السمع مهما كان بسيطًا إلى مشكلات سلوكية وتعليمية كبيرة، مما يحد من قدرات الطفل الدراسية والاجتماعية مدى الحياة، ذلك لأن السمع السليم ضروري جدًا لنمو وتطور مهارات الكلام واللغة عند الطفل، فالمراكز السمعية اللغوية في الدماغ تكون في قمة نشاطها في الأشهر الأولى من عمر الطفل،

ويؤدي ضعف أو غياب التحفيز الناتج عن ضعف أو فقدان السمع المبكر إلى ضمور شديد في هذه المراكز.

يحتاج الطفل إلى سماع اللغة المحكية واستخدامها في وقت مبكر حتى يمكنه التغلب على ما يسببه ضعف السمع من مشاكل، ولضمان تطور مهاراته اللغوية والسلوكية بطريقة مماثلة لأقرانه من الأطفال ذوي السمع الطبيعي، ولهذا كان التدخل المبكر هو أهم ما يمكن تقديمه للطفل ضعيف السمع، وكلما كان التدخل الطبي أسرع كلما كانت فرصة الطفل بالعلاج أفضل.

توجد أسباب وعوامل كثيرة متداخلة لضعف السمع عند الأطفال، منها الأسباب الوراثية أو المرضية أو تلك غير المعروفة بالكامل، إلا أن العامل الأهم الذي يجب التركيز عليه هنا هو الإسراع في العلاج لإنقاذ الطفل من براثن فقدان السمع الذي قد يودي بقدرته على النطق والكلام إلى الأبد.

من أعراض وعلامات ضعف السمع لدى الطفل الرضيع عدم الاستجابة للضوضاء الصاخبة، وعدم التفاعل والاستجابة للأصوات المختلفة، وإصدار أصوات بسيطة ضعيفة تضمحل مع الوقت، وتأخر النطق والكلام. أما أعراض ضعف السمع عند الأطفال الأكبر سنًا فتشمل صعوبات في النطق والكلام، والتأخر الدراسي والعزلة والانطواء.

لا ينبغي أن تنتظر وجود علامات ودلائل ضعف السمع لدى الطفل

حتى تجري له فحص السمع، فالكشف المبكر يعني فحص الأطفال الذين يظن الجميع أنهم يتمتعون بسمع طبيعي، وذلك بصورة دورية ومواعيد منتظمة لدى الطبيب المختص.

يوفر التدخل المبكر المناسب والمتابعة الطبية الدقيقة للطفل فرصة ثمينة جدًا من حيث إمكانية الحصول على فرصة تعليم في الفصول الدراسية الابتدائية والثانوية المنتظمة، أي أن الطفل المصاب بفقدان السمع قد يتمكن بفضل العلاج المبكر من الدراسة جنبًا إلى جنب مع الطلاب الآخرين من ذوي السمع السليم، وهذا في الواقع غاية ما يصبو إليه أي من هؤلاء الأطفال وذويهم، كما أنه يعتبر إنجازًا عظيمًا للطب السمعي وتحديًا كبيرًا في نفس الوقت.

للاستفادة القصوى من الكشف المبكر عن السمع، يفضل إجراء فحص سمع الطفل بعد فترة قصيرة من ولادته، ويتم ذلك في الغالب قبل خروج الطفل والأم من مستشفى الولادة، وهو فحص بسيط وآمن على الطفل. ويمكن تشخيص معظم الأطفال المولودين بضعف السمع في هذه الفترة.

إلا أن علينا أن ندرك أن اجتياز الرضيع لفحص السمع في هذه المرحلة من عمره لا يعني أبدًا عدم حاجته لمزيد من اختبارات السمع في المستقبل، ذلك لأن ضعف السمع الذي ينتج عن العدوى، أو التعرض للضوضاء الضارة قد لا يظهر إلا في وقت متأخر من عمر الطفل، ولهذا السبب كان من الضروري إجراء فحص السمع عند

الطفل بصورة دورية منتظمة، تناسب مراحل عمر الطفل المختلفة، بالإضافة إلى متابعة الأهل لتطور اللغة لديه باستمرار، وعند وجود قلق على حاسة السمع عند الطفل، أو مشكلات في اكتسابه اللغة أو طريقة النطق لديه، يجب على الأهل زيارة اختصاصي السمع بشكل فوري لعمل الفحص اللازم.

وتجدر الإشارة هنا أنه في بعض الحالات التي لا يجتاز فيها الطفل فحص السمع قد يكون السبب هو وجود سوائل أو شوائب الأذن ولهذا تتم إعادة الاختبار للتأكد من التشخيص، وذلك بعد فترة انتظار مناسبة لزوال هذه السوائل. وتعد التهابات الأذن الوسطى من أكثر الأسباب المؤدية إلى فقدان السمع المؤقت في فترة الطفولة.

يتطلب علاج ضعف السمع لدى الطفل وضع خطة علاج متكاملة الأركان تتضافر فيها جهود الأطباء والفنيين والأهل مما يضمن توفير كل ما يلزم الطفل من خدمات علاجية وتكنولوجية وتأهيلية ضرورية. كما أن المتابعة الحثيثة مع كل هذه التخصصات من جانب الأهل سوف يضمن للطفل تفادي الكثير من المشاكل التي ترافق ضعف السمع أو قد تتبعه.

الكشف المبكر عن مشاكل البصر... حتى لا يُظلِم الدرب

لا شك أننا سوف نشعر جميعًا بالقلق حين نعلم أن مشاكل البصر تصيب واحد من بين كل أربعة من أطفال المدارس الابتدائية بشكل عام، وقد تزيد عن ذلك في بعض الأماكن من العالم.
ومما يدعو للقلق أكثر هو أن الطفل قد يكون لديه مشاكل في الإبصار دون وجود أي أعراض أو علامات أو شكوى تنبهنا لذلك، لأن الأعراض دائمًا ما تأتي متأخرة جدًا، وعندها لا يمكننا فعل الكثير لمساعدة الطفل.

في الواقع أنه ليس من السهل على الأهل ملاحظة أو اكتشاف مشاكل الإبصار لدى الطفل، فغالبًا ما يكون الأمر غير واضح للوالدين، إما بسبب عدم ظهور أعراض جسدية على الطفل، أو لأن الطفل لا يستطيع التعبير عما يشعر به. كما أن الأطفال قد لا يشتكون أبدًا من مشاكل الإبصار لديهم، لأنهم ببساطة لا يدركون أن لديهم مشكلة في الأساس، فالطفل قد يعتقد أن الكل يرى بنفس الطريقة التي يرى بها هو الأشياء، إذ لا يوجد لديه مرجعية للمقارنة. وعندما تكون مشكلة الرؤية في عين واحدة فإن الطفل قد يفقد الإبصار بها تمامًا ولكنه يعتمد في الإبصار على العين الأخرى السليمة، أو الأقل تضررًا، ولا يخطر للطفل البريء الذي يلهو معظم الوقت أن يخبرك أنه عندما يغمض إحدى عينيه فإنه لا يرى بالعين الأخرى، وهذا أمر محزن للغاية.

ومما يؤسف لـه أيضًـا أن كثيرًا مـن مشـاكل عيـون الأطفال لا يمكن معالجتها بفعالية إلا في مرحلة الطفولة المبكرة، عندما يكون النظام البصري للطفل لا يزال في طور النمو والتطور، علاوة على أن تشخيص المشكلة بعد فوات الأوان قد يعني فقدان القدرة على الإبصار للأبد، لهذا السبب يعتبر الكشف المبكر ضروري جدًا لتشخيص الحالة في مرحلة مبكرة، عندمـا يكون العلاج ممكنًا، وتقديم العلاج المناسب لهـا، إذ مـن الممكن تصحيح معظم مشاكل الإبصار إذا تمّ اكتشافها في بدايتها، ويجب التأكيد على أنه كلما كبر الطفل في السنّ، أصبح حلّ المشكلة أصعب. فالتعرف على مشاكل النظر مبكرًا يوفر للطفل أفضل الفرص العلاجية، ويضمن له قوة ابصار جيدة في المستقبل.

لا يجب أن ننتظر شكوى الأطفال أو ظهور علامات مشاكل النظر لديهم حتى نفعل شيئًا، يجب أن يتم فحص النظر الدوري للأطفال الطبيعيين الذين لا توجد لديهم أي شكوى، لأننا لو انتظرنا حتى تظهر الأعراض فإن مساعدة الطفل تصبح صعبة وربما غير ممكنة.

ينبغي أن يتلقى الطفل أول فحص للعين عند الولادة، ثم عند بلوغه سن الستة أشهر، كما أنه من الضروري فحص نظر الطفل قبل دخوله إلى الروضة، أي في الثالثة من العمر، وكذلك عند دخول المدرسة. ويفضل إتباع نظام برنامج الكشف المبكر المعتمد في مكان إقامة الطفل إذا كان متوفرًا، ومـن الضروري أن يكون الأهل على تواصل دائم مع الطبيب المختص، لضمان إجراء فحوصات دورية لنظر الطفل حسب آخر المستجدّات الطبية المعتمدة.

يعتبر فحص عين الطفل بعد الولادة وقبل مغادرة الطفل للمستشفى ضروري جدًا، للبحث عن الأمراض الخلقية التي من الممكن أن تكون موجودة عند الطفل، والتي قد تؤدي إلى فقدان البصر في إحدى العينين أو كلتاهما إذا لم تكتشف مبكرًا، مثل المياه البيضاء، المياه الزرقاء، مشاكل القرنية، ارتخاء الجفون وغيرها. تركز الفحوصات التي تجرى للطفل بعد ذلك على تحديد مدى قدرة الطفل على الإبصار، واكتشاف أخطاء الانكسار العيني مثل قصر النظر وطول النظر، واللابؤرية. ومن المهم أن يدرك الأهل أن من يقوم بهذا الفحص الدوري للعين والكشف المبكر عن مشاكل الإبصار هو اختصاصي طب الأطفال، وإنه سوف يقوم بتحويل الطفل إلى اختصاصي طب العيون للمتابعة فقط عندما يجد مشكلة لدى الطفل.

إلى جانب هذه الفحوصات الدورية الهامة، فإن الأهل مطالبون بالإسراع في عرض الطفل على الطبيب في أي وقت يساورهم فيه أدنى شك في قدرة الطفل على الإبصار.

تعلن مشاكل الإبصار عند الطفل عن نفسها في صور شتى، وعلى الرغم من ذلك لا يتم الانتباه إليها في معظم الأحيان لأنها قد لا تبدو للأهل والمحيطين بالطفل مرتبطة بقدرته على الإبصار، ومن هذه العلامات:

- فرك العين أو حركة الجفن المفرطة أو الرَّمش المتكرر أو تغميض العين نصف إغماضة عند النظر للأشياء.
- صعوبة في تحريك إحدى العينين أو الاثنتين في الاتجاهات المختلفة.

• ضعف في التنسيق بين حركة العين واليد أثناء اللعب أو الأكل.

• تغطية إحدى العينين عند القراءة أو مشاهدة التلفزيون ويلجأ الطفل لذلك للتخلص من الرؤية المزدوجة.

• حول دائم او متقطع في العين مع انحناء أو ميل الرأس لأحد الجانبين ليتمكن من الرؤية بوضوح.

• عدم القدرة على رؤية الاشياء البعيدة، وبالتالي يتحرك الطفل ليقترب من الأشياء حتى يتمكن من رؤيتها مثل الجلوس قريبًا من شاشة التلفزيون أو الذهاب للسبورة ليتمكن من قراءة ما كتب عليها. أوتقريب الأشياء إلى الوجه لرؤيتها، أو شدّ أجهزة المطالعة الإلكترونية قريبًا من الوجه أو الميل للأمام لتقريب الرأس لها.

• الإصابة بالدوار أو الصداع أو الغثيان وفقدان القدرة على التركيز عقب القراءة أو النشاطات التي تتطلب النظر عن قرب كالرسم، أو اللعب بالأشياء الصغيرة كالخرز، لأن العينين تحاول التعويض عن الخطأ الانكساري العيني بالاستعمال المفرط لعضلات العين الخارجية مما يرهق العين كثيرًا.

• تغيير المسافة التي يحمل عندها الكتاب ليقرأ أكثر من مرة، أو التوقف عن المطالعة أو الدراسة بعد فترة وجيزة من العمل.

• صعوبة القراءة بحيث يفقد مكان القراءة في الصفحة الواحدة، ويتجاوز كلمات أو سطور، وقد يستخدم الإصبع ليستطيع القراءة.

• الخلط بين الحروف والأرقام عند القراءة، كما أن خط يد الطفل قد يكون غير مقروء وينحرف عن السطور في معظم الأحيان.

• فرط النشاط وقلة التركيز وتشتت الانتباه قد تكون هي الأعراض الأكثر وضوحًا لمشاكل الإبصار عند الطفل.

تتمثل أهم أعراض قصر النظر في عدم القدرة على رؤية الأجسام البعيدة بوضوح، لذلك يميل الطفل المصاب إلى الاقتراب من الأجسام لرؤيتها بشكل أوضح. أما الطفل الذي يعاني من طول النظر فيكون قادرًا على رؤية الأشياء البعيدة بوضوح، بينما تبدو له الأشياء القريبة ضبابية. أما اللابؤرية فتؤدي إلى تشويش الرؤية، وكثيرًا ما تكون مصاحبة لقصر النظر أو طول النظر.

هناك بعض الحقائق الهامة التي من الضروري أن يعرفها الأهل عن قصر النظر ولذا كان من الواجب الحديث عنها هنا.

لقد تضاعف عدد المصابين بقصر النظر على مدى فترة الخمس والعشرين سنة الأخيرة. وعلى الرغم من أن سبب هذه الزيادة الكبيرة لم يعرف على وجه الدقة بعد، إلا أن العلماء يرجعون السبب إلى انتشار استخدام الأجهزة الإلكترونية، وزيادة الوقت الذي يقضيه الطفل أمام الشاشات المختلفة سواءً للقراءة أو المشاهدة، وعدم قضاء وقت كاف في الهواء الطلق.

في الحقيقة إن قصر النظر قد وصل إلى مرحلة الوباء، نعم، وباء صامت بامتياز، إذ من المتوقع أن يكون نصف سكان العالم قصيري النظر بحلول عام ألفان وخمسون.

د. مريم الرميلي

وتقدر منظمة الصحة العالمية أن أخطاء الانكسار العيني هي السبب في إثنين وأربعين بالمئة من حالات فقدان البصر في العالم، وأن قصر النظر يشكل معظم حالات أخطاء الانكسار العيني عند هؤلاء.

قد يصعب التعرف على قصر النظر عند الطفل الذي يقل عمره عن الثلاث سنوات تحديدًا، لأن الكثير من أعراض قصر النظر كالجلوس بالقرب من التلفزيون أو رفع الأشياء قريبًا من الوجه، تعتبر من التصرفات الطفولية الطبيعية. كما أنه قد يقع الخطأ في تشخيص المشكلة حتى عند القيام بالفحص إما بسبب عدم تجاوب الطفل وعدم تعاونه أثناء الفحص، أو صعوبة التعامل معه، أو بسبب إجراء الفحص بطريقة غير صحيحة نظرًا لعدم الخبرة.

إن الأطفال الذين يصابون بقصر النظر في عمر مبكر يكونون أكثر عرضة لأن تسوء حالة قصر النظر لديهم وتتطور لما يُعرف بقصر النظر الخبيث، الذي يعرّض نظر الطفل للخطر ويسبب ضمور الشبكية، ومن ثم يؤدي إلى فقدان البصر بشكل دائم، بالإضافة إلى زيادة خطر الإصابة بالمياه الزرقاء وانفصال الشبكية. للأسف الشديد لا يوجد أي علاج يمكنه أن يوقف تطور قصر النظر الخبيث حتى الآن.

عادة ما يتأخر اكتشاف وتشخيص قصر النظر عند الأطفال إلى عمر ما بين الثمان سنوات والاثني عشرة سنة، وفي الغالب يكون الطفل المصاب بقصر النظر تلميذ متفوق ولا يشكو من أي شيء

من أجلها

أثناء القراءة أو عمل الواجبات المدرسية، ولهذا السبب يُصدم الأهل عند اكتشاف المرض عن طريق الفحص الذي ربما لم يكن مخطط له، وفي الواقع قد يشكك البعض في التشخيص في بادئ الأمر كنوع من ردة الفعل الأولية.

درهم وقاية خير من قنطار علاج، على الرغم من أن هذا المثل قد يكون صحيحًا في كل أمور الحياة، الصحية منها وغير الصحية، إلا أنه أصدق ما تكون الحاجة إليه حين يتعلق الأمر بقصر النظر عند الأطفال.

لا يتوفر علاج شافي من قصر النظر حتى الآن، هناك فقط وسائل للمساعدة على الرؤية، مثل النظارات الطبية أو العدسات اللاصقة. وعلى الرغم من أنه لا توجد وسيلة علاج واحدة فعالة لمنع حدوث قصر النظر، أو التأخير والحد من تقدمه في كل الأطفال حتى يومنا هذا، إلا أن هناك ثلاث توصيات مفيدة هامة وقد أثبتت فاعليتها بالبراهين في الوقاية من قصر النظر، وهي قضاء وقت أكثر في الهواء الطلق والابتعاد عن الأجهزة الإلكترونية أو الحد من استعمالها، وتصحيح خطأ الانكسار العيني لدى الطفل بشكل كامل عند اكتشاف وجود المرض.

نعم، إن تشجيع الأطفال الصغار على قضاء وقت أكثر في الهواء الطلق قد يحمي من الإصابة بقصر النظر عند الأطفال الذين لديهم استعداد وراثي للإصابة، بغض النظر عن النشاط الذي يزاوله هؤلاء الأطفال في الخارج، ويعتقد أن التعرض لضوء النهار هو العامل المهم في هذا المفعول الوقائي لقضاء وقت في الهواء الطلق بالإضافة إلى الفائدة المتوقعة من مدّ البصر إلى البعيد، أو النظر في الأفق الممتد. ربما يفسر هذا ما كان عليه الناس قديمًا جدًا من حدة البصر وقوته، قبل أن يتركوا نهار الطبيعة وليلها ويجعلوا بينهم وبينها حجابًا من حجر وإسمنت معظم الوقت.

الفهــرس